스트레스 다스리기

김정희 편

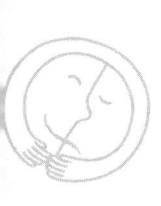
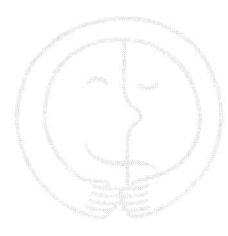
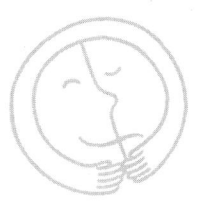
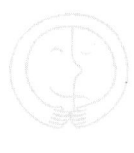
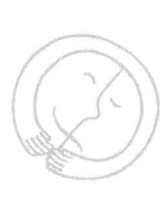
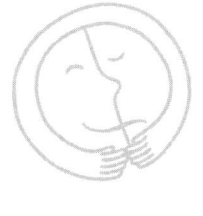
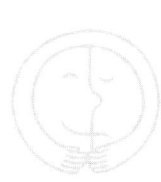
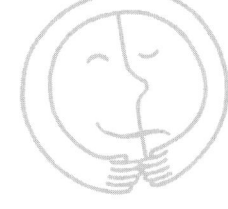
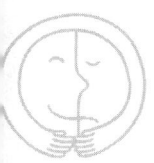
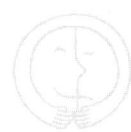
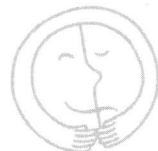
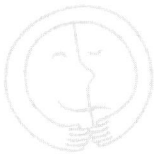
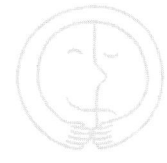
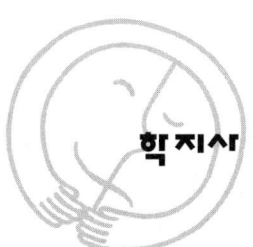
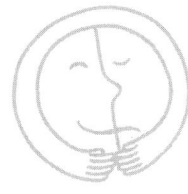
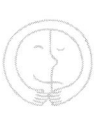

학지사

머리말

 스트레스는 많은 사람들이 관심을 가지고 있으며 다양한 각도에서 접근하고 있는 주제다. 사람들은 스트레스를 부담스러워하며 스트레스가 없는 상태를 꿈꾸지만 사실상 스트레스가 없는 상태는 거의 불가능하며 바람직한 상태라고 할 수도 없다. 사람들은 적절한 스트레스가 있을 때 오히려 더 활성적으로 지낼 수 있기 때문이다. 그러나 모두가 잘 알고 있는 바와 같이 과도한 스트레스는 정신적, 육체적으로 많은 부작용을 가져온다.
 필자가 스트레스에 관심을 가지고 박사학위 논문을 쓴 이후에 가장 먼저 작업한 것이 스트레스를 다루는 방법을 알리기 위하여 스트레스에 대처하는 방법을 번역한 일이었다. 『스트레스 다스리기』는 오랫동안 학생들의 교재로 사용되면서 많은 호응을 얻어 왔다. 그러나 출판사의 사정으로 책이 절판되고 한동안 학생들이 교재 없이 공부하는 일이 생기게 되었다. 이번에 학지사의 배려로

이 책이 다시 세상의 빛을 보게 되었다. 원저가 오래전에 출판된 책이어서 미국에서는 절판이 된 이유도 있고, 또 그동안 강의를 통하여 얻은 경험을 반영하고 싶은 마음도 있어서 내용 중 일부를 보충하거나 수정하여 편저로 내기로 결정하였다.

스트레스에 관하여 공부하는 사람들이 스트레스의 이론적 배경에 관하여 궁금해하는 경우가 많아서 첫 번째 부분에 스트레스에 관한 이해의 부분을 첨가시켰다. 그 내용은 필자의 학위논문을 중심으로 이루어져 있다. 학위논문을 쓴 이후에 시간이 지나기는 하였으나 기본적인 이론에는 큰 변화가 없다고 생각했기 때문이다.

이 책은 딱딱한 학문적 교재가 아니며, 누구라도 쉽게 읽고 활용할 수 있도록 만들어진 일종의 활동 지침서다. 따라서 이 책에서는 가능하면 전문적인 용어를 적게 사용하고 쉬운 말로 풀이하여 심리학 지식이 없는 사람들도 쉽게 읽고 사용할 수 있도록 하려고 노력하였다. 학문적인 측면에 관심이 있는 사람들은 여러 가지 이론서를 참조하면 될 것이다.

처음의 계획은 연습에 대한 우리나라의 사례를 보충할 예정이었으나 여러 가지 사정으로 이번에는 포함시키지 못하였다. 후에 개정할 기회가 오면 이 책을 사용한 사람들의 경험을 중심으로 사례들을 포함시켜 더 생생한 자료를 제공하도록 해 보려 한다.

이 책이 다시 출판될 수 있도록 도움을 준 분들에게 감사한다. 그동안 전북대학교에서 스트레스와 적응을 가르친 강사 선생님들과 이 책으로 공부한 후 많은 긍정적 피드백을 준 학생들에게 감사한다. 이번 원고를 만들 수 있도록 책의 내용에 관한 컴퓨터

작업을 도와준 김지연 선생을 비롯한 전북대학교 대학원생들에게도 감사드린다. 끝으로, 쉽지 않은 조건임에도 선뜻 출판을 허락해 주시고 작업해 주신 학지사 사장님을 비롯한 편집부 담당자께도 감사드린다.

2010년
김정희

차 례

머리말 3

Chapter 01 스트레스의 이해 • 10

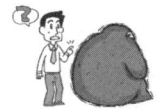

1. 스트레스란 무엇인가 13
2. 적응의 방법: 대처 27

Chapter 02 스트레스 관리 방법 • 34

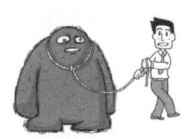

방법 1. 스트레스 항목표 작성하기 37
방법 2. 스트레스를 삶의 일부로 인정하기 51
방법 3. 스트레스를 해결해야 할 문제로 접근하기 61
방법 4. 성장을 위해 스트레스 이용하기 65

Chapter 03 자신에 대한 활동 • 72

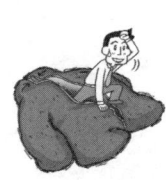

방법 5. 자신을 돌보기 75
방법 6. 완전히 벗어나기 91
방법 7. 묵언의 규칙 바꾸기 103
방법 8. 스트레스 해소방안을 사용하기 117

방법 9. 불확실성을 견디기 127

방법 10. 변화를 예상하기 135

방법 11. 유능성을 개발하기 141

방법 12. 소망을 충족시키기 155

방법 13. 갈등을 해소하기 167

방법 14. 자신의 가치를 분명히 하기 177

Chapter 04 과제 수행에 대한 활동 • 186

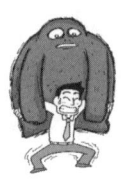

방법 15. 요구를 감소시키기 189

방법 16. 통제하기 213

방법 17. 불확실성을 감소시키기 227

방법 18. 끝내지 못한 일 끝마치기 241

방법 19. 변화를 최소화하기 253

Chapter 05 환경에 대한 활동 • 260

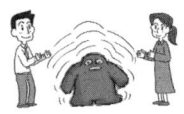

방법 20. 사회적 지지를 추구하기 263

Chapter 06 방법의 적용 • 278

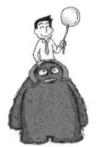

찾아보기 297

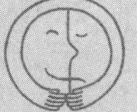

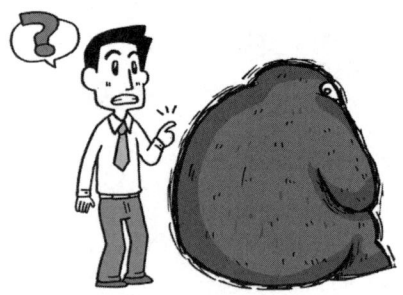

Chapter 01

스트레스의 이해

1. 스트레스란 무엇인가

2. 적응의 방법: 대처

스트레스는 인간생활에 불가피하게 존재하는 요소로서, 긍정적인 측면과 부정적인 측면을 동시에 가지고 있다. 스트레스가 우리에게 꼭 나쁘지는 않으며, 좋을 수도 있다. 어떤 사람들은 스트레스를 갈망하는 것처럼 보인다. 그들은 생활에서 주어지는 많은 요구에 대하여 열정과 에너지를 가지고 반응한다. 시합에서 승리하고자 하는 운동선수, 경쟁적 도전을 환영하는 사업가, 극한 상황에 도전하는 스턴트맨, 번지점프나 스카이다이빙을 즐겨하는 사람들은 스트레스를 찾아다니는 것처럼 보이기도 한다. 결혼이라는 것도 스트레스를 주지만 우리는 이를 환영한다. 우리가 스트레스를 다루려고 할 때 스트레스와 도전, 흥분 및 동기를 혼동하지 말아야 한다.

우리는 스트레스 없이는 살아갈 수 없으나 과도한 스트레스는 신체 및 정신건강에 부정적인 영향을 끼치게 된다. 스트레스는 그 자체가 건강에 직접적인 영향을 주는 경우도 있지만, 다양한 매개변인을 통하여 간접적 영향을 준다. 특히 스트레스에 대처하는 방법은 스트레스 자체보다 개인의 건강에 더 큰 영향을 주는 것으로 알려져 있다. 이 장에서는 스트레스의 개념에 대한 이해를 돕기 위해서 스트레스란 무엇인지 살펴보고 적응의 방법으로서 대처 방식에 관하여 살펴볼 것이다.

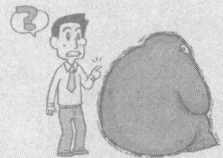

1. 스트레스란 무엇인가

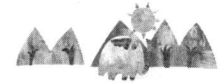

스트레스의 정의*

 이제 스트레스는 아주 일반적인 개념이 되었다. 많은 사람들이 현대인의 스트레스에 관하여 말하고 있으며 다양한 정의를 하고 있다. 스트레스라는 용어는 여러 학자들에 의하여 매우 다양하게 정의되고 있기는 하지만, 주로 세 가지 의미로 사용된다. 초기의 스트레스 연구자들은 스트레스를 외적 조건에 대한 생리적 반응으로 정의하였으며 생리적, 의학적 차원에서 스트레스를 파악하고자 하였다. 심리적 차원에서는 스트레스를 환경적 자극으로 보거나 개인과 환경 사이의 상호작용으로 본다.

---

*이 부분은 김정희(1987). 지각된 스트레스, 인지세트 및 대처방식의 우울에 대한 작용. 서울대학교 박사학위 논문을 기초로 하여 작성된 것이다.

반응으로서 스트레스는 "신체가 어떤 외부 자극에 대하여 보이는 전반적 반응(nonspecific response)"이라는 Selye의 정의로 대표된다. 그는 동물을 대상으로 하여 다양한 스트레스 자극, 즉 차가움, 열, 적은 양의 독극물, 쇼크 등을 처치하였을 때 이 자극들이 모두 비슷한 패턴의 생리적 반응을 일으킨다는 것을 발견하였다. 그는 어떤 새로운 자극 형태가 나타났을 때 신체에서 이에 대응하려는 방어의 틀을 갖게 되는 것으로 보았으며 이를 일반적 적응 증후군(General Adaptation Syndrome: GAS)이라고 불렀다. 일반적 적응 증후군은 경고반응(alarm reaction), 저항(resistance) 및 소진(exhaustion)의 세 단계로 구성되어 있다.

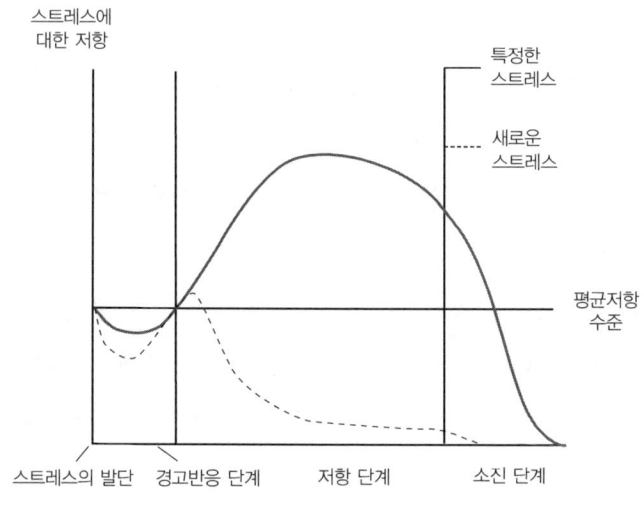

[그림 1-1] 일반적 적응 증후군(Selye, 1985에서 인용)*

*Selye, H. (1985). History and present status of the stress concept. In A. Monat & R. S. Lazarus (Eds.), *Stress and Copying: An anthology* (2nd ed., pp. 17-29). New York: Columbia University Press.

경고반응 단계는 유기체가 해로운 자극에 갑자기 노출되었을 때 일어나며, 다시 두 개의 국면으로 이루어진다. 첫 번째 쇼크 국면에서는 해로운 자극에 대한 조기의 즉각적인 반응을 보이며 심장박동이 빨라지고 근육 긴장이 풀어지며 체온과 혈압이 저하된다. 이 단계가 지나면 곧 방어력이 동원되는 역쇼크 국면이 뒤따르는데, 이때는 부신피질이 확장되고 부신피질 호르몬(ACTH)의 분비가 증가된다. 유기체가 스트레서에 계속 노출되면 적응 혹은 저항 단계가 온다.

저항 단계에서는 뇌하수체가 계속해서 ACTH를 분비하여 부신피질이 부신피질 스테로이드를 계속 방출하도록 자극한다. 이 호르몬들은 신체가 저항을 증가시키도록 돕는 역할을 한다. 특정한 스트레스에 대한 저항이 증가됨에 따라 경고반응 단계 동안 혼란되었던 생리적 과정들은 대부분 정상으로 돌아온다. 그러나 스트레스 요인이 계속되면 이 적응력이 사라지고 유기체는 세 번째 소진 단계로 들어가게 된다.

유기체의 적응 능력은 한계가 있기 때문에 스트레스가 강하고 오래 지속되면 유기체는 그 스트레스뿐 아니라 다른 스트레스에 대한 저항 능력도 가지지 못하게 되며 소진이 된다. 뇌하수체와 부신피질 호르몬의 분비가 중단되고 경고반응 단계에서 나타나던 증상들이 다시 나타나며 사망하게 된다.

일반적 적응 증후군은 실험동물에게서 관찰된 생리적 변화를 기술하고 있으나, Selye는 인간의 경우에도 마찬가지 경로를 따르게 된다고 주장한다. 그는 적응의 질병을 설명하면서 다음과 같이 말하였다.

"부적응이 신경 및 정신병에 중요한 역할을 하는 것은 잘 알려진 사실이다. 스트레스 동안의 신체 변화는 마음에 작용하고, 마음의 변화는 신체에 작용한다. 여러 종류의 심한 두통이나 정신질환은 실제로는 우리가 잘 적응하지 못한 결과로 온다. 일정한 유전적 구조를 가진 사람은 어려운 상황에서 경험하는 생활 적응에 대한 스트레스로 인해 와해될 가능성이 크다. 어떤 사람들에게는 잘못된 적응이 관상성 질환, 신진대사 질환, 소화기 질환, 염증이나 신장병, 감염, 당뇨, 암, 류머티즘, 관절염, 알레르기, 고혈압 등으로 발전하게 된다."(Selye, 1979, p. 20)

스트레스를 이러한 신체적 반응으로 정의하는 것은 스트레스와 관련된 질병을 설명하는 데 유용한 개념이 될 수 있다. 그러나 이 개념은 주로 동물 실험에 바탕을 두고 있는 것으로 스트레스에 대한 인간의 반응에서 나타나는 인지적 평가의 중요성을 간과하고 있다는 문제점이 있다. 또한 같은 스트레스 반응이라 할지라도 서로 다른 자극에 의해 유발되었을 가능성이 있는데, 이 정의에서는 스트레스 자극의 성질을 구별하는 근거가 분명하지 않다는 문제점이 있다. 따라서 심리학적으로 스트레스를 정의할 때는 단순히 반응으로 보기보다는 자극으로서의 스트레스나 개인에게 경험되고 해석되는 스트레스에 더 관심을 갖게 된다.

심리학자들이 스트레스에 대하여 내리는 가장 보편적인 정의는 스트레스를 하나의 자극으로 보는 입장이다. 여기에는 외적인 환경적 조건으로부터 내적인 생리적 현상까지 다양한 자극들이 포함된다.

스트레스를 환경적 자극으로 파악하려는 가장 대표적인 입장은 생활사건 접근법이다. 여기에는 생활 변화의 단위(Life Change Unit: LCU)로 스트레스의 정도를 나타내려고 하는 방법과 생의 위기적 사건(예를 들면, 배우자 사망, 강간, 치명적 질병 등)에 희생을 당한 소규모 집단을 대상으로 하는 임상적 연구들이 있다.

자극으로서 스트레스는 지속 시간이나 사건의 중요성에 따라 분류된다. 예를 들면, Lazarus와 Cohen은 자극으로서 스트레스를 다음의 세 유형으로 나누고 있다. ① 많은 사람에게 격변을 일으키거나 영향을 주는 중대한 변화로, 여기에는 천재지변, 전쟁, 투옥과 같은 어느 누구도 통제할 수 없는 사건들이 포함된다. ② 일부 사람들에게 영향을 주는 중요한 변화로, 사랑하는 사람의 죽음, 생명을 위협하는 병이나 무력하게 만드는 질병, 해고, 이혼, 출산, 중대한 시험과 같이 흔히 우리가 위기라고 부르는 부정적 경험들이 포함된다. ③ 일상생활의 문젯거리(daily hassles)로서 일상적인 생활을 통하여 경험하는 사소하지만 심리적 부담을 주는 사건들을 말한다. 이는 배우자와 언쟁을 한다든지, 자녀가 아프다든지, 일이 너무 많다든지 등으로 이혼이나 실직과 같은 인생의 중요한 변화보다 적응과 정신건강의 면에서는 더 중요할 수도 있다.

스트레스의 정의에 관한 또 다른 입장은 스트레스를 어떤 자극이나 반응이 아니라 환경과 사람 사이의 거래작용(transaction)으로 보는 입장이다. 이 입장을 대표하는 사람들은 Lazarus와 그의 동료들로서 Lazarus와 Folkman은 다음과 같이 스트레스를 정의하고 있다. "심리적 스트레스는 개인이 가진 자원을 요구하거나 초과하며, 개인의 안녕 상태를 위협한다고 평가되는 개인과 환경 간의 특정한 관계다." 이들이 생각하는 스트레스는 사건의 긴장성에 대한 개인의 지각과 그것에 대처할 수 있는 자신의 능력에 대한 평가 등에 의하여 결정된다. 즉, 스트레스는 어떤 자극이나 자극에 대한 반응 자체가 결정하는 것이 아니고, 유기체가 환경적 자극을 해석하고 그 요구에 대해 반응할 수 있는 자신의 대처 자원을 해석하는 방법에 의해 결정된다는 것이다. 이들은 환경과 사람 간의 관계에서 생기는 스트레스를 결정하는 두 개의 과정으로서 인지적 평가와 대처의 중요성을 강조한다.

이상에서 살펴본 바를 종합해 볼 때, 스트레스는 우리에게 일어나는 일과 요구에 대한 내적 반응이라고 정의할 수 있다. 우리는 불안하고 염려되고 부끄러울 때, 그 감정의 근원이 자기 자신이든 다른 사람이든 혹은 자신에게 일어난 일이든 간에 스트레스를 경험한다. 우리는 스트레스의 두 가지 요소—생활상의 외부 사건들과 요구들 및 그에 대한 내부 반응—를 모두 고려할 때만 스트레스를 적절히 다루어 갈 수 있다.

사람들은 때때로 스트레스 자극 혹은 스트레스의 외적 요소만을 스트레스로 보는 경우가 있다. 그들은 자신이 해야만 하는 일,

고용주의 요구, 다른 사람의 행동 및 곤란한 상황(예컨대, 교통지옥, 질병, 불편한 대인관계) 등을 스트레스로 본다. 이런 관점은 스트레스를 그 사람의 외부에 두고 있으며, 특정 상황은 그것을 경험하는 모든 사람에게 스트레스를 준다고 보기 때문에 불완전한 것이다. 지방 정치집회에서 연설을 해달라고 부탁을 받은 경우, 이것이 스트레스를 많이 주는 요구라고 생각할 수 있다. 그러나 연설하기를 좋아하는 사람에게는 이것이 좋은 기회일 수도 있다. 옆방에서 큰 소리로 울리는 음악 소리가 어떤 사람에게는 매우 고통스럽게, 또 다른 사람에게는 아무렇지도 않게 생각될 수 있다. 이런 사건들에 대한 우리의 내적 반응이 불편하거나 불쾌할 경우에만 스트레스가 생기게 된다(다른 말로 하면 우리의 주의를 지나치게 빼앗아 갈 때 스트레스가 생기게 된다.).

또한 우리에게 가해지는 요구가 언제나 외적인 것만은 아니다. 해야 할 일이 너무 많기 때문에 스트레스를 받을 수 있지만, 그 스트레스 중 많은 부분이 다른 사람의 요구보다는 자신이 스스로 부과한 요구 때문에 올 수도 있다. 사람들은 때때로 다른 사람들이 요구하는 것보다 더 많은 것을 자신에게 요구함으로써 스트레스를 증가시킨다. 언제나 남편을 기쁘게 하려는 부인이나, 모든 시험에서 A학점을 받아야만 한다고 생각하는 학생은 더 현실적인 기대를 가지고 있는 사람들에 비해 더 많은 스트레스를 경험할 것이다.

스트레스의 근원

우리 주변에는 스트레스를 주는 조건들이 많이 있다. 여기에는 한 번에 많은 사람들에게 영향을 주는 중요한 사건들(예컨대, 전쟁, 홍수, 방사선 유출 등)도 있고, 개인의 생활에서 경험하는 생활의 위기(예컨대, 이혼, 실직, 전학, 치명적인 질병 등)도 있으며, 일상생활의 문젯거리(예컨대, 교통혼잡, 가족의 불화, 아끼는 물건의 분실 등)도 있다. 그리고 스트레스를 일으키는 조건은 외부에만 있는 것이 아니다. 상반되는 욕구들 간의 갈등은 중요한 스트레스의 근원이 된다. 아래에서는 이러한 스트레스의 근원들을 몇 가지 살펴보기로 하겠다. 물론 어떤 외적인 조건이 주어지든 간에 개인이 그 상황을 어떻게 평가하느냐에 따라서 스트레스에 대한 반응은 달라질 수 있으므로 이러한 스트레스 자극들이 모든 사람들에게 같은 정도로 스트레스를 주는 것은 아님을 이해해야 한다.

생활 변화

스트레스를 일으키는 중요한 사건들로는 여러 가지가 있을 수 있다. 자연재해처럼 단일 사건이 많은 사람들에게 중요한 영향을 주는 경우도 있고, 강간이나 에이즈 감염과 같이 그것을 경험하는 개인에게 생의 의미를 변화시킬 정도로 위기적인 사건들도 있다. 그러나 이러한 극적인 사건들만이 스트레스의 근원이 되는 것은 아니다. 우리 생활에서 일어나는 모든 변화는 그것이 긍정적이든 부정적이든 간에 어느 정도의 재적응을 요구한다. Holmes와

Rahe에 의하여 처음으로 개발된 사회 재적응 평정 척도(Social Readjustment Rating Scale)는 생활 변화가 요구하는 재적응의 양으로 개인의 스트레스 정도를 측정하는 것이다. 그들은 긍정적 사건이지만 상당한 재적응을 필요로 하는 결혼에 인위적으로 50이라는 수치를 부여한 후, 400명 이상의 응답자들에게 이 결혼과 다른 사건들을 비교하도록 하였다. 응답자들은 각 사건의 심각성과 재적응에 요구되는 시간에 대한 그들의 평가를 기초로 하여 배우자

스트레스 평가지

다음은 여러분들이 일상생활에서 경험할 수 있는 일들입니다. 다음의 사항을 읽고 지난 1년 동안 경험한 일에 O표 하십시오. 그 다음에 표시한 각 문항의 점수를 더하여 밑의 총점 란에 쓰십시오.

___자식 사망(74)	___사업의 일대 재정비(43)
___배우자 사망(73)	___직업 전환(43)
___부모 사망(66)	___정년 퇴직(41)
___이혼(63)	___해외 취업(39)
___형제자매 사망(60)	___(아내의)유산(38)
___혼외 정사(59)	___(아내의)임신(37)
___별거 후 재결합(54)	___입학시험, 취직 실패(37)
___부모의 이혼, 재혼(53)	___자식의 분가(36)
___별거(51)	___새 가족의 등장(36)
___해고, 파면(50)	___가족 중 한 명의 병(35)
___정든 친구의 사망(50)	___성취(35)
___결혼(50)	___주택, 사업, 부동산 매입(35)
___징역(49)	___정치적 신념의 변화(35)
___결혼 약속(44)	___시댁, 처가, 친척과의 알력(34)
___중병, 중상(44)	___학업의 시작, 중단(34)

총점:

의 사망이 100으로 가장 높은 가중치를 갖고, 크리스마스나 가벼운 법의 위반이 가장 낮은 가중치를 갖는 척도를 얻게 되었다.

앞 페이지의 표에 홍강의와 정도언(1982)이 제작한 한국판 척도가 제시되어 있다. 여러분에게 지난 1년 동안 일어난 사건들을 체크하여 그 점수를 더해 보기 바란다. 그 점수의 합계가 생활 변화의 단위(Life Change Unit: LCU)로서 재적응을 요구하는 스트레스 총점이 된다.

이 척도를 사용한 연구들을 보면 LCU와 개인의 건강 사이에는 일정한 관계가 있다. 즉, 생활 변화의 양이 클수록 질병에 대한 취약성이 높아진다. Holmes와 Rahe의 표집에서는 1년 동안의 생활 변화치가 300점이 넘는 사람들은 79%가 그 다음 해에 병을 앓았으며, 200~300점 사이에 있는 사람들은 약 절반 정도가 그 다음 해에 건강에 관련된 문제를 갖게 되었다.

일상생활의 문젯거리

생활 사건의 측정과는 대조적으로 버클리대학교의 스트레스와 대처 연구팀들은 일상생활의 사소한 문젯거리가 더 중요한 스트레스의 원인이 된다는 가정하에 이를 측정하기 위한 시도를 하였다. 생활비에 대한 걱정, 시집(혹은 처가) 식구와의 갈등, 물건을 자주 잃어버리는 것, 주민센터나 은행에서 서류를 작성하는 일 등이 쌓이면 인생의 중요한 변화에 못지않게 개인의 정신적 건강이나 신체적 건강에 나쁜 영향을 줄 수 있다. DeLongis 등은 생활 사건과 일상생활의 문젯거리를 비교한 연구에서 일상생활의 문젯거리가 심리적 증상과 신체적 증상을 예언하는 데 생활 사건보다 더 설명력이 크다는 결과를 얻었다.

중요한 생활 변화가 스트레스를 일으키는 정도는 사건 그 자체의 영향보다는 그것에 부수되는 일상생활의 작은 문젯거리들의 영향에 달려 있을 수도 있다. 예를 들어, 실직을 한 사람은 실직하였다는 사건 그 자체보다는 수입의 감소로 인한 금전적 문제, 새로운 직장을 찾아야 하는 번거로움, 주변사람들의 걱정에 대한 심리적 부담 등이 더 큰 스트레스가 될 수 있다. 따라서 생활상의 스트레스를 완전히 측정하기 위해서는 생활 변화와 함께 일상생활의 문젯거리도 고려해야 하며 이들을 상호 보완적으로 보아야 한다. 또한 주요한 생활 변화이건 일상생활의 문젯거리건 간에 그 사건이 개인에게 어떤 의미를 갖는가를 고려할 때 스트레스를 정확히 이해할 수 있다.

개인 내적 갈등

스트레스를 일으키는 자극은 외부에만 있는 것이 아니다. 개인 내부에서 상반되는 두 개의 욕구 혹은 동기가 있을 때 갈등을 느끼게 되고, 이는 매우 중요한 스트레스의 근원이 된다. 갈등은 한 가지 목표를 만족시키기 위해서는 어쩔 수 없이 다른 한 가지를 포기해야만 하는 상황에서 생긴다. 갈등의 상황에서 어려운 선택을 해야만 할 때 우리는 흔히 좌절, 분노, 불안, 염려 등을 경험한다. 우리가 갈등으로 인해 고민하거나 안절부절못하는 데 소모하는 에너지가 스트레스를 가져온다.

우리 생활에서 갈등을 일으키는 조건은 여러 가지가 있다. 우선 양립할 수 없는 두 개의 외부 압력이 있을 때 그리고 외부의 요구와 자신의 소망이 서로 맞지 않을 때처럼 서로 경쟁적인 요구가 있을 때 갈등이 생기게 된다. 예를 들면, 아버지와 어머니가 자녀의 진로에 대하여 서로 상반되는 요구를 할 때 그 자녀는 심한 갈등상태에 빠질 수 있다. 누구의 의견을 따르든 다른 한쪽 부모를 거스르는 일이 되기 때문이다. 또 다른 예로는, 내 나름대로 휴가 계획을 짜 놓았는데, 친구가 다른 곳으로 가자고 조르는 경우를 들 수 있다. 내 마음대로 하자니 친구가 화를 내겠고, 친구를 따르자니 내 소망을 충족시킬 수 없고 하는 사이에서 갈등을 겪을 수 있는 것이다.

가치 선택의 문제도 갈등의 주요 원천이 된다. 우리 사회에서 보편적으로 가지고 있는 몇 가지 대립되는 가치관의 문제는 심각한 갈등을 일으킬 수 있다. 여기에는 독립 대 의존, 친밀 대 고립, 협동 대 경쟁, 충동 표현 대 도덕적 기준의 준수 등이 포함된다. 부모의 곁을 떠나 독립해야 하는가 아니면 계속 의존해 있는 것이 좋은가? 사람들과 가까이 있고 싶지만 너무 가까이하면 내 사생활이 침해당하지 않을까? 이 사회에서는 경쟁을 부추기면서도 또 협동하라고 한다. 어떤 것을 따라야 하나? 내가 원하는 행동이 도덕적 기준에 맞지 않는다고 생각될 때 나를 희생하고 기존의 가치관을 그대로 따를 것인가, 혹은 내 나름대로 행동하면서 주위 사람들의 눈총을 받을 것인가? 이 모든 것이 갈등의 원천이 된다. 그 밖에 많은 정치적, 종교적 선택은 가치의 측면에서 갈등을 일으킬 수 있다.

　일반적으로 갈등은 그것이 지난 힘의 방향에 따라 네 가지 유형으로 나누어진다. 이는 갈등이 가진 유인가에 따라 분류하는 것으로 긍정적 가치를 갖는 것에 이끌리는 힘을 접근(approach) 경향이라 하고, 부정적 가치를 갖는 것에서 멀어지고자 하는 힘을 회피(avoidance) 경향이라고 한다.

- 접근-접근 갈등: 같은 정도의 긍정적 힘을 가진 두 가지 목표 사이에서 선택을 해야 할 때 생기는 갈등이다. 저녁을 먹은 후 배는 부른데 맛있는 후식이 두 가지 나왔다고 하면, 이 중 어느 것을 먹어야 할지 가벼운 갈등을 느끼게 된다. 재미있는 TV 프로그램을 보고 있는데 식구들이 외식을 하러 가자고 할 때도 마찬가지다. 이런 종류의 갈등은 그중에 한 가지를 선택하고 나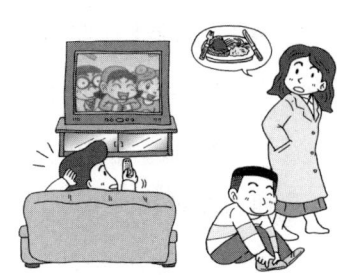면 나머지 하나의 유인가는 사라지게 되므로 쉽게 해결될 수 있는 것이다.

- 회피-회피 갈등: 같은 정도의 부정적인 힘을 가진 두 가지 목표 사이에서 선택을 해야 할 때 생기는 갈등이다. 시험공부도 하기 싫고 F학점을 받는 것도 싫을 때, 군대에 가는 것도 싫고 기피자 소리를 듣는 것도 싫을 때 이런 종류의 갈등이 생긴

다. 몸은 아픈데 병원에 가기는 싫을 때도 있다. 어느 쪽도 바라지는 않지만 반드시 하나는 선택해야 한다. 이런 유형의 갈등은 둘 다 원하는 것이 아니기 때문에 앞의 것처럼 쉽게 해결되지는 않는다.

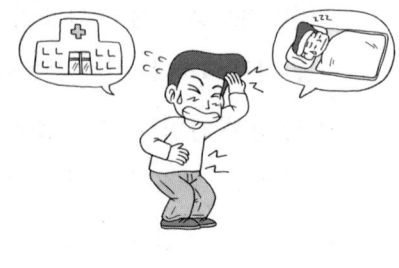

• 접근-회피 갈등: 어떤 한 목표가 동시에 긍정적 가치와 부정적 가치를 가지고 있을 때는 접근-회피의 갈등을 겪게 된다. 어린아이가 예쁜 강아지를 보고 가까이 가고 싶지만 물릴까 봐 두려워 접근하지 못하는 것이 그 예다. 이 경우 매우 심각한 갈등을 경험할 수 있는데, 그 목표에 접근하면 할수록 부정적인 유인가도 높아지기 때문이다.

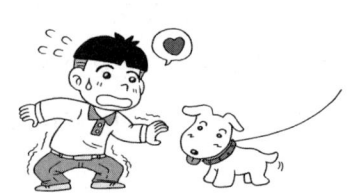

• 이중 접근-회피 갈등: 일상생활에서는 단순한 접근-회피 갈등보다는 두 개의 목표가 긍정적 유인가와 부정적인 유인가를 동시에 가지고 있는 경우가 더 많다. 직장을 옮긴다든지, 이사를 가야 한다든지, 배우자를 선택할 때 등 우리가 이중 접근-회피 갈등을 경험하는 상황은 얼마든지 있다. 예컨대, 젊은 여성에게 두 명의 배우자 후보가 있는데 그중 한 사람은

돈이 많은데 못생겼고, 또 한 사
람은 미남인데 변변한 직업
이 없는 사람이라면 두 사
람 중 하나를 선택하는 데
심각한 갈등을 느끼게 될 것
이다.

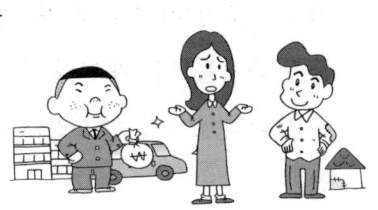

2. 적응의 방법: 대처

우리는 일상생활에서 경험하는 생활변화로부터 오는 압력이나 좌절 및 개인 내적 갈등을 다루어 나가기 위하여 여러 가지 대처 전략(coping strategies)을 사용한다. 이러한 대처 노력을 통하여 사회적 요구와 환경적 요구를 다루며, 그러한 요구를 충족시키기 위한 동기를 갖게 되고, 심리적 평형상태를 유지할 수 있게 된다.

전통적으로 대처는 방어 혹은 자아 과정의 관점에서 파악되어 왔으며, 이는 역동적 심리학의 근간을 이루고 있는 방어기제들이 바로 스트레스(불안)를 다루어 가려는 대처 작용이라고 보는 입장이다. 이에 대하여 인지-현상학적 입장을 강조하는 스트레스 이론가들은 전통적 이론들이 실제로 스트레스를 경험할 때 일어나는 대처 과정보다는 안정성이나 일관성에 관심을 두고 있으며, 실제로 일어나는 대처 활동보다 더 좁은 범위의 활동에만 관심을 두어서 주로 방어적 과정에만 초점을 맞추고 있다고 비판하였다. 그들은 대처를 "한 개인의 자원을 요청하는 것으로 평가되는 외적 혹은 내적 요구를 다스리기 위하여 노력하는 과정"이라고 정의하였다.

문제 중심의 대처와 정서 중심의 대처

스트레스를 다루어 가는 과정인 대처는 크게 두 가지 형태를 취한다. 그중 하나는 문제 중심의 대처(problem-focused coping)로 스트레스를 일으키는 상황을 평가하고 그것을 변화시키기 위하여 어떤 일을 하는 것이다. 다른 하나는 정서 중심의 대처(emotion-focused coping)로 스트레스를 일으키는 상황을 직접 다루기보다는 그 당시에 경험하는 정서적 고통을 조정하여 삶과 환경의 관계에 변화를 가져오는 것이다. 일반적으로 정서 중심의 대처는 해롭거나 위협적이거나 도전적인 환경을 수정하기 위하여 할 수 있는 것이 아무것도 없다는 평가를 하게 될 때 일어날 가능성이 많으며, 그런 조건들을 변화시킬 수 있다고 평가할 때는 문제 중심의 대처를 할 가능성이 더 많다.

문제 중심의 대처 전략들은 주로 문제를 규정하고, 대안적 해결책을 만들고, 이득과 부담의 관점에서 그 대안들을 저울질해 보고, 대안들 중에서 선택을 하고, 행동하는 것을 포함한다. 이들은 문제해결을 위해 사용하는 전략들과 비슷하지만 더 광범위한 전략들을 포함한다. 즉, 문제해결은 주로 환경에 초점을 두는 객

관적·분석적 과정인 데 반하여, 문제 중심의 대처는 내적으로 지향된 전략도 포함하고 있다. 환경 지향적인 전략은 환경적 압력, 장애물, 자원, 절차 등을 바꾸기 위한 전략을 말한다. 내부 지향적 전략은 열망 수준을 변화시키거나, 자아 관여를 낮추어 대안적인 만족의 통로를 모색하거나, 새로운 행동기준을 개발하거나, 새로운 기술을 익히는 것과 같이 동기적·인지적 변화를 지향하는 전략들을 포함한다. 문제 중심의 대처는 비교적 상황특수적이어서 여러 상황에 걸쳐 사용되는 문제 중심의 대처 유형을 찾기는 어려우며, 정서 중심의 대처보다 비교적 한정된 범위에서 사용된다.

문제 중심 대처의 예
- 활동 계획을 세우고 그것에 따른다.
- 무엇을 해야 할지를 알기 때문에 일이 잘되도록 더 열심히 노력한다.
- 긍지를 가지고 꿋꿋이 버티어 나간다.
- 그 일에서 무엇인가 창조적인 일을 할 수 있는 단서를 얻는다.
- 일이 잘되어 나갈 수 있도록 무엇인가를 변화시킨다.

정서 중심의 대처는 상황 그 자체를 변화시키기보다는 그 상황에서 경험하는 정서적 고통을 감소시키려는 노력이다. 여기에는 회피, 최소화, 거리두기, 선택적 주의, 긍정적 비교, 사건의 긍정적 의미를 찾아내기 등의 인지적 전략이 포함된다. 또한 당면한 사건의 의미를 재해석하는 인지적 과정도 중요한 정서 중심의 대처 중의 하나다. 이들은 인지적 재평가 혹은 그것이 자아의 방어를 위하여 사용된다는 의미에서 방어적 재평가라고 불린다. 정서 중심의 대처는 마음의 괴로움을 덜기 위해서 운동을 한다든지, 술마시기, 분노를 발산하기, 정서적 지지를 구하기 등의 행동적 전략으로 나타날 경우도 있다.

정서 중심 대처의 예
- 모든 것을 잊어버리려고 노력한다.
- 그 일을 무시해버린다: 그것을 너무 심각하게 받아들이지 않는다.
- 운으로 돌린다: 때로는 운이 나쁠 때도 있으니까.
- 아무 일도 안 일어난 것처럼 군다.
- 무엇을 먹거나 담배를 피우거나 약을 복용하는 등으로 기분을 전환한다.

정서 중심의 대처 전략들이 사용될 때는, 물론 현실을 왜곡하지 않고도 스트레스 상황의 의미를 바꾸는 경우도 있지만, 자기기만의 문제를 생각해야 한다. 우리는 희망과 낙관을 유지하기 위해, 사건의 실제 의미를 부인하기 위해, 발생한 일이 별로 중요하지 않은 것처럼 꾸미기 위해 정서 중심의 대처를 사용한다. 그러나 이런 과정은 의식적으로 일어나기보다는 무의식적인 경우가 많다. 우리는 자신을 성공적으로 속이면서 동시에 자기가 그렇게 하고 있음을 인식할 수는 없기 때문이다.

전통적인 대처 이론가들은 대처를 더 효과적인 대처와 덜 효과적인 대처로 구분하면서 일반적으로 문제 중심의 대처가 정서 중심의 대처보다 더 효과적인 것으로 간주한다. 그러나 실제로 어떤 대처 전략도 다른 것보다 원래 더 좋거나 나쁜 것은 아니며, 문제 중심의 대처와 정서 중심의 대처는 대처 과정에서 서로를 촉진하는 작용을 한다. 예를 들어, 문제 중심의 행동을 하기 전에 자신의 정서를 통제할 필요성을 느낄 수도 있으며, 그 반대로 정서를 조절하기 위한 전략으로 문제해결적 행동을 먼저 하는 경우도 있을 수 있다.

반면에 문제 중심의 대처와 정서 중심의 대처가 서로 방해하는 작용을 할 수도 있다. 예컨대, 심각한 질병을 가진 환자들이 자신이 그렇게 심하게 아픈 것은 아니라는 점을 '증명'하기 위해서 치료에 비협조적인 행동을 보일 때, 즉 자신이 병이 가진 심각성을 최소화하거나 회피하려는 시도를 할 때 그는 치료적 섭생을 따르지 않게 되어 결국은 병을 더 악화시키게 된다. 최소화 혹은 회피라고 하는 정서 중심의 대처가 치료적 섭생이라고 하는 문제 중심의 대처를 방해하는 것이다.

효과적인 대처를 위한 지침

문제 중심의 대처를 사용하든 정서 중심의 대처를 사용하든 간에 스트레스를 관리하는 효과적인 방법을 몇 가지 제시해 보면 다음과 같다.

첫째, 스트레스를 관리하기로 결정한다. 우리가 진정으로 자신을 개선하려면 변화하기를 바라는 것에서 변화하기로 결정하는 것으로 태도를 바꾸어야 한다. 상황이나 일이 달라지기를 바라기는 쉽다. 또한 우리가 스트레스를 잘 다룰 수 있다고 공상하기는 쉽다. 그러나 소망과 공상만으로는 부족하다. 우리는 의식적으로 그리고 사려 깊게 자신의 스트레스를 관리하기로 결정하여야만 한다. 다이어트 하는 방법에 관하여 수많은 책들이 쏟아져 나왔으며, 어떤 사람들은 아무 이득도 없이 이 책 저 책을 섭렵한다. 왜 그런가? 그들은 진정으로 체중을 줄이기로 결정하지 않았기 때문이다. 그들은 체중 감소를 원하지만 진정 그렇게 하기로 결정하지는 않은 것이다. 그들은 모든 체중 감소 프로그램에서 필요로 하는 시간과 노력을 들이기로 결정하지 않았다. 생활상의 스트레스를 다루어 가려면, 지금 당장 필요한 시간과 노력을 들이기로 결정해야 한다. 마술적인 해답은 없다.

둘째, 연습을 한다. 스트레스 관리 방법을 배운다는 것과 이를 적용한다는 것은 다른 문제다. 연습을 통하여 생각만 하는 것에서 구체적인 활동을 하는 것으로 바꿀 수 있고, 나중에 스트레스 상황을 만났을 때 그것을 적용할 수 있게 된다. 스트레스를 관리하는 어떤 방법들은 명백한 것이어서 '누구나 알고 있는 것' 일 수도 있다. 그러나 명백한 것을 잊어버리기 때문에 우리가 얼마나 많은 곤란을 겪고 있는가 생각해 보라. 또 어떤 방법들은 너무 사소하거나 기계적일 수도 있다. 그러나 스트레스 관리에 성공한 많은 사람들은 처음에는 사소하고 기계적으로 보이는 것이 장기적으로는 매우 유용하다는 것을 알게 되었다.

셋째, 활동 계획을 세운다. 스트레스 관리 방법을 배운 다음의 핵심적 단계는 실생활에서 그것을 활용하는 것이다. 방법들을 잘 알고 연습을 한 다음에 그것을 모두 잊어버린다면 아무런 도움이 안 된다. 일상생활에서 각 방법들을 어떻게 활용할 수 있을지 주의 깊게 생각해 보고 필요한 경우에 활용할 수 있도록 자기 것으로 만드는 것이 중요하다.

넷째, 각 상황에서 어떤 방법이 유용할지 판단한다. 스트레스를 관리하는 방법을 배우고 활용할 준비가 되었다 하더라도 스트레스를 다루는 모든 방법이 모든 사람과 상황에 적용되는 것은 아니므로 어떤 방법을 언제 사용할지를 선택하는 것은 스스로 판단해야만 한다. 예를 들면, 스트레스를 다루기 위해서는 불확실성을 견디는 것과 불확실성을 감소시키는 것이 모두 필요하다. 어떤 상황에서 모호성이 클수록 더 스트레스를 받기 쉽다. 따라서 불확실성을 감소시킴으로써 스트레스를 감소시킬 수 있다. 그러나 때로는 그렇게 할 수 없는 경우가 있다. 어떤 수를 쓰더라도 답을 얻을 수 없는 상황들이 있다. 그런 경우에는 불확실성을 감소시키려고 애쓰기보다는 불확실성을 견디는 법을 배우는 것이 더 좋다.

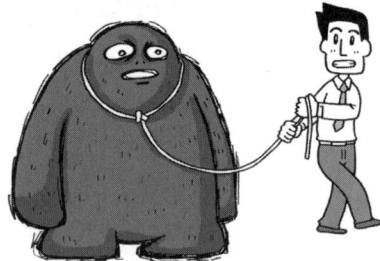

Chapter 02

스트레스 관리 방법

방법 1. 스트레스 항목표 작성하기

방법 2. 스트레스를 삶의 일부로 인정하기

방법 3. 스트레스를 해결해야 할 문제로 접근하기

방법 4. 성장을 위해 스트레스 이용하기

앞에서 이야기한 대로 스트레스를 다루기 위해서는 먼저 스트레스를 관리하기로 결정하고 연습을 해야 한다. 아무리 좋은 방법을 알고 있어도 실제로 실천하지 않으면 그림의 떡이 되고 말기 때문이다.

스트레스를 다루는 첫 번째 방법은 스트레스에 관하여 제대로 아는 것이다. 자신이 어떤 스트레스를 가지고 있는지 모른다면 스트레스를 다룰 엄두조차 나지 않기 때문이다. 그다음에는 스트레스에 압도당하지 않고 그것을 삶의 일부로 인정하거나 해결해야 하는 문제로 보고 접근하는 태도를 취하는 것이다. 또한 스트레스는 잘 이용한다면 성장의 밑거름이 되는 좋은 자원이 될 수도 있으므로 어려움을 기회로 활용하는 방법을 쓰는 것이 도움이 될 수 있다. 삶에서 모든 것이 풍족하다면 성장하려는 동기도 별로 생기지 않는 것이 사람들이 가지고 있는 특성 중의 하나라고 할 수 있으므로, 스트레스가 있다는 것은 감사해야 하는 일일 수도 있을 것이다.

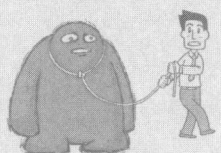

스트레스 항목표 작성하기

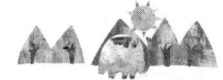

우리가 무엇에 대해 알고 있을 때 그것을 더 효과적으로 다루어 갈 수 있다. 스트레스도 마찬가지다. 물론 우리는 적어도 자신이 어떤 일에 스트레스를 느끼는지 알고 있으며, 때로는 그것을 통제하려 하지 않을 수도 있다. 그러나 스트레스를 받고 있음을 알지라도 그것에 관해 모르는 부분이 많다. 따라서 스트레스에 관하여 일지를 작성해 보는 것이 좋은 경험이 될 것이다.

잠시 멈추어 자신의 삶에 대하여 생각해 보자. 자신에게 몇 가지 질문을 해 보자. 내게 지금 무슨 일이 일어나고 있는가? 무슨 갈등을 경험하고 있는가? 압력은? 좌절은? 변화는? 나를 죄책감에 빠지게 하는 것은 무엇인가? 부끄럽게 하는 것은? 우울하게 하는 것은? 두렵게 하는 것은? 나를 흥분시키거나 낙담시키는 것에 대하여 나는 어떻게 하는가? 가까운 친구에게조차 감추고 싶은 내 자신의 치부는 무엇인가? 이러한 질문에 답하면서 자기 자신에 대하여 어떤 점을 배울 수 있는지 알아보자. 생활에서 경험하는 스트레스에 관하여 더 넓은 조망을 얻게 될 것이다. 그리고 아마 놀랄지도 모르겠다. 뒤에 있는 연습(p. 43)을 활용하여 스트레스 일지를 체계적으로 작성하여 보자.

항목표를 작성하는 것은 매우 중요하다. 우리가 경험하고 있는 스트레스의 유형을 알지 못하고서는 스트레스를 다루어 가는 효과적인 전략을 개발할 수 없다. 생활에서 경험하는 여러 가지 스트레스의 종류와 그 근원에 대하여 이해하고 나면, 그것들을 검토하여 중요 영역과 중요 스트레스들을 확인할 수 있게 된다. 이 연습을 하고 나면 자신이 경험하는 대부분의 스트레스가 하나 혹은 두 개의 근원을 가지고 있음을 알게 될 것이다.

일단 근원이 밝혀지게 되면, 효과적인 활동이 이루어질 수 있다. 항목표를 작성하는 것은 간단하지 않다. 시간, 노력 그리고 인내가 필요하다. 특히 세 번째 연습인 스트레스 정서 차트는 면밀한 노력이 필요한 것이다. 그러나 연습을 하고 나면 그 노력에 보답을 얻을 수 있는 좋을 결과를 경험할 것이다. 시간을 내어서 연습들을 주의 깊게 하도록 하자. 앉은 자리에서 이 연습들을 끝내려고 애쓸 필요는 없다. 항목표를 작성하는 것은 연속적인 과정이며, 이 책에 있는 다른 방법들을 활용해 가면서 단계적으로 할 수도 있다.

항목표를 완성하고 나면 자신의 스트레스를 여러 가지 방식으로 조직해 볼 수 있다. 그것이 주로 일이나 가족과 관계되는 것인가? 외부(요구, 압력)에서 온 것인가, 혹은 내부(개인적 기대)에서 온 것인가? 하루 혹은 일주일 중 어느 특정한 시간에 더 스트레스를 느끼는가? 당신의 스트레스가 분노나 질투처럼 단지 몇 개의 혼란된 정서만을 포함하는가? 당신의 스트레스는 외부 과제나 상황에 관한 것인가, 혹은 사람들 및 당신과 그들의 관계에 관한 것인가?

스트레스를 살펴보는 방법에는 여러 가지가 있다. 먼저 시간을 내어서 자신에게 스트레스를 주는 상황을 생각해 본다. 그리고 '왜 이 상황이 나를 혼란시키는가? 나를 불안하게 하거나, 죄책감이 들게 하거나, 화나게 하는 것이 무엇인가?'를 묻는다. 자신의 스트레스 뒤에 무엇이 있는가를 파악하라. 자신이 그렇게 하는 이유를 찾을 때, 뻔한 것이라고 지나쳐 버리지 말고 그 상황에 대해서 완전히 알 때까지 주의 깊게 생각하라. 뻔한 것 뒤에 있는 사고와 소망을 알아내라. 그 사고와 소망은 자신의 일부가 되어 버려서 그것에 대해서 생각하고 있지도 않으며, 너무 당연해서 전혀 의식조차 못하는 것일 수도 있다. 예컨대, 돈에 관한 걱정은 가족을 부양해야 하는 책임에 따르는 걱정을 나타내거나, 절대적인 확실성을 갖고자 하는 무의식적인 욕구를 나타낼 수도 있다. 스트레스 뒤에 있는 이유를 파악하는 것은 필수적이다. 그 이유를 알게 되면 대부분의 스트레스가 작은 범위의 문제영역들 내에 있다는 것을 알게 될 것이고, 그다음에는 자신의 생활 스트레스를 더 효과적으로 다루어 가기 시작할 것이다.

각 상황을 주의 깊게 생각하는 것에 덧붙여 그것에 관하여 이야기를 할 수도 있다. 시간을 내어 자신의 말을 기꺼이 들어 줄 정도로 믿을 만한 친구를 찾도록 하라. 그 친구에게 당신이 무슨 말을 하든지 찬성하거나 반대하지 말고, 있는 그대로 들어 달라고 요청하라. 그 사람이 당신의 말을 들으면서 당신이 어떻게 느끼고 있는지 또 왜 그렇게 느끼는지를 잘 모를 경우에는 정보를 더 얻기 위해 질문을 하라고 요청하라. 이것은 상대방의 충고를 구하는 것이 아니라 스트레스 상황과 자기 자신을 더 잘 이해하기 위하여 그 스트레스 상황에 관하여 이야기하는 것일 뿐이다. 이 절차는 당신이 항목표를 작성하는 것을 도와줄 뿐만 아니라 기분을 좋게 해 준다. 그 이유는 친구와 이야기하는 것이 스트레스를 다루어 가는 아주 효과적인 방법인 지지의 추구를 포함하고 있기 때문이다.

당신은 또한 친구에게 스트레스 상황에 관하여 역할놀이를 하자고 요청할 수도 있다. 친구에게 당신의 아버지가 된 것처럼 가장하고 아버지로서 그 상황에 관하여 말해 달라고 요청하라. 당신의 친구는 아버지의 관점에서, 가능한 한 당신의 아버지처럼 행동해야 한다. 친구가 당신의 아버지에 대하여 잘 모르고 있더라도 당신이 그 문제의 요점을 이야기해 줄 수 있다. 역할놀이가 실제로 일어난 일을 대치해 줄 수는 없지만, 당신의 기분과 행동을 더 잘 이해할 수 있도록 해 준다.

역할놀이를 다르게 이용하는 흥미 있는 방법 중 하나는 친구에게 당신의 '한 부분'을 연기해 달라고 하는 것이다. 예를 들어, 당신이 늑장부리는 버릇이 있어 스트레스를 받는다고 해 보자. 친구에게 늑장꾸러기로서의 당신의 역할을 해 달라고 부탁한다. 늑장꾸러기의 과제는 자기를 방어하는 것이다. 그는 당신에게 늑장부리는 것이 왜 당신이 생각하는 것처럼 그렇게 나쁘지만은 않은지 이야기하고, 당신의 삶에서 그를 제거하려는 시도에 대하여 당신과 논쟁하고, 또 당신을 늑장꾸러기로 만든 자기 내부의 사고와 감정을 대변한다. 당신과 함께 역할놀이를 하는 친구는 뛰어난 연기자일 필요도 없으며, 그 상황을 완전히 이해하고 있을 필요도 없다. 상호작용 그 자체에서 자신의 스트레스에 대하여 배울 수 있다.

누군가 이야기하고 역할놀이하는 것에 덧붙여 혼자서 해 보는 활동이 스트레스 상황에 대한 통찰을 얻게 해 주기도 한다. 예를 들어, 당신이 누군가와 좋지 않은 관계에 있다면, 그 사람이 근처에 있는 의자에 앉아 있다고 가정해 볼 수 있다. 마치 그 사람이 그 자리에 있는 것처럼 그 사람에게 이야기하라. 당신이 말하고 싶은 것을 모두 말하도록 하라. 특히 그 사람이 실제로 있을 때는 말하기 어려운 것들을 말하라. 생각을 짜 맞추거나 검열하지 말고 그냥 떠오르게 하라. 그것은 놀라운 경험이 될 것이다.

자신의 일부 때문에 정신적인 혼란을 겪는다면, 자신의 일부를 의자에 앉히고 그에게 말하라. 그리하여 몇 분 동안 '늑장꾸러기 자기'에게 화를 내며 이야기할 수도 있다. 그렇게 하고 나면 왜 늑장부리는 것이 자신을 그렇게 괴롭히는지 더 잘 알 수 있게 된다. 이 제안은 좀 이상하게 보일지도 모르겠다. 우리는 평소에 빈 의자에 대고 이야기하지는 않는다. 처음에는 아주 우스꽝스럽게 보일 수도 있다. 그러나 요점은 자신의 스트레스를 완전히 이해한다는 것이며, 확실히 이 연습이 도움이 될 것이다. 그러니 시도해 보라—어리석다는 생각이 들어도 상관없다. 시간이 지나면 어리석다는 생각은 사라지고 이러한 연습을 통해 이득을 볼 것이다.

자신의 스트레스 뒤에 있는 이유에 대한 통찰을 얻는 또 다른 방법은 **자각 연습**을 활용하는 것이다. 이는 자기 자신의 스트레스에 대한 이해뿐 아니라 그것을 다루어 갈 수 있도록 도움을 주는 매우 중요하고 유용한 연습 방법이다. 이 연습을 가장 잘 활용할 수 있는 방법은 뒤의 연습문제에 있는 지시문을 잘 읽고 그것에 익숙해질 때까지 연습하는 것이다.

자신의 생활에서 스트레스의 근원을 목록으로 만들고, 그 자료를 조직하고, 왜 각 상황이 스트레스를 주는가를 자문하고, 자신이나 다른 사람에게 그 상황에 관하여 이야기하고, 자각 연습을 활용하고 나면 스트레스 항목표가 완성되는 것이다.

연습 exercise

1. 아래 왼쪽 줄에 자신의 생활에서 경험하는 스트레스의 주요 출처를 적습니다. 자신에게 통하는 말로 그 출처를 간략히 정리합니다. 어떤 사람의 이름을 댈 수도 있고, 특정한 의무나 어떤 상황을 지적할 수도 있습니다. 오른쪽 줄에는 왜 그 사람, 그 의무, 그 상황 등이 스트레스를 주는지를 적습니다. 자각 훈련을 사용하면 도움이 될 것입니다. (주의: 이 연습을 한 뒤에 일주일쯤 공책을 가지고 다니면서 자신에게 부가적으로 일어나는 스트레스의 출처들을 적을 수도 있습니다. 앉은 자리에서 모든 스트레스의 출처를 다 생각할 필요는 없습니다.)

스트레스의 출처	왜 이것이 스트레스인가
_____	_____
_____	_____
_____	_____
_____	_____
_____	_____
_____	_____
_____	_____
_____	_____
_____	_____
_____	_____

2. 스트레스는 불쾌하거나 불편한 감정을 경험하는 것을 말합니다. 한마디로 스트레스는 기분이 나쁜 것이지요. 아래에는 불쾌한/불편한 느낌들이 제시되어 있습니다. 각 항목 뒤에 그 특별한 감정을 일으키게 하는 상황들을 적고, 왜 당신이 그렇게 반응했는지 그 이유를 쓰십시오.

분노/격분: _____
_____
_____
_____

불안, 두려움: _____
_____
_____
_____

죄책감, 부끄러움, 창피함: _____
_____
_____
_____

공황(panic): _____
_____
_____
_____

질투: _____
_____

_____

불안정감: _____

_____

_____

_____

절망감: _____

_____

_____

_____

무력감: _____

_____

_____

_____

염려: _____

_____

_____

_____

속상함: _____

_____

_____

_____

당황: _____

_____

_____

_____

3. 뒤쪽에 제시된 스트레스 정서 차트의 왼쪽 줄에는 여러 가지 불쾌한/불편한 정서들이 적혀 있습니다. 그 오른쪽에 있는 '정도' 라는 단어 밑에 일반적으로 당신이 각 정서를 얼마나 많이 경험하고 있는지를 아래의 평정척도를 사용하여 해당 번호를 표시하도록 하십시오.

　　 ① 이 정서를 거의 경험하지 않는다(한 달에 한 번 미만).
　　 ② 이 정서를 가끔(한 달에 한 번 이상) 경험한다.
　　 ③ 이 정서를 자주(일주일에 한 번 정도) 경험한다.
　　 ④ 이 정서를 꽤 자주(일주일에 몇 번씩) 경험한다.
　　 ⑤ 이 정서를 거의 언제나(매일) 경험한다.

'정도' 라는 제목 밑의 줄들을 모두 완성하고 나면 그다음 '자기' 라는 제목을 보십시오. 이 줄에는 당신 자신, 즉 당신의 생각, 하거나 하지 않는 일, 혹은 버릇의 정도를 적도록 합니다. 여기에는 자신에 대하여 얼마나 자주 화가 나며, 부끄러우며, 걱정하는가를 기록하는 것입니다. 앞에 제시되었던 평정의 기준을 사용하도록 하십시오. 즉, 당신이 자기 자신에 대하여 거의 매일 화가 나 있다면, '분노' 라는 칸의 '자기' 라는 줄에 5라고 써 넣는 것이지요(여기에 있는 연습문제 중에서는 해당이 되지 않는 정서도 있을 수 있습니다. 그 경우에는 0으로 적거나, 그냥 빈 칸으로 남겨 놓으십시오.). '자기' 의 줄을 완성하면, 다음의 몇 줄에는 당신의 생활에서 중요한 사람들 및 자주 접촉을 갖는 사람들의 이름을 써 넣습니다. 그리고 각자의 이름 밑에 다음의 평정 기준을 사용하여 그 사람과의 접촉에서 당신이 얼마나 자주 그런 정서를 경험하는지를 1에서 5까지의 숫자로 써 넣으십시오.

1️⃣ 나는 이 사람과의 관계에서 이 정서를 거의(전 시간의 5% 정도) 경험하지 않는다.

2️⃣ 나는 이 사람과의 관계에서 이 정서를 가끔(전 시간의 6~35% 정도) 경험한다.

3️⃣ 나는 이 사람과의 관계에서 이 정서를 자주(전 시간의 35~70% 정도) 경험한다.

4️⃣ 나는 이 사람과의 관계에서 이 정서를 꽤 자주(전 시간의 71~90% 정도) 경험한다.

5️⃣ 나는 이 사람과의 관계에서 이 정서를 거의 언제나(전 시간의 91~100% 정도) 경험한다.

즉, 당신이 형제(혹은 자매)와 같이 있는 시간 중에서 75% 정도를 화난 상태로 있다면 형제(자매)의 이름이 적힌 줄의 '분노' 라는 칸에 4라고 적습니다. 중요한 사람들의 이름이 적힌 줄을 완성하고 나면, 다음에는 당신이 자주 접하는 상황들을 적습니다. 일에 관계되는 특별한 상황(보고서 작성, 일에 대한 간섭 등), 전화나 전기요금 시비, 물건 사기, 집안일, 데이트, 돈의 관리 등 자기 생활에서 중요한 위치를 차지하는 모든 상황들을 적습니다. 그리고는 사람들과의 관계를 기술할 때 했던 것과 같은 기준을 사용하여 그 상황에서 어느 정도의 비중으로 자신이 각 정서를 경험하는지를 숫자로 나타내도록 합니다. 즉, 당신이 일에 대한 간섭을 받을 때마다 화가 난다면 '간섭' 이라고 쓴 줄의 '분노' 라는 칸 오른쪽에 5라고 적습니다(반드시 여기에 제시해 놓은 상황들을 사용할 필요는 없습니다. 여기에서는 단지 중요한 상황들을 적는 데 도움이 되고자 예를 들어 놓은 것뿐입니다.).

'합계' 라고 된 마지막 칸에는 각 줄에 있는 숫자의 합을 적어 넣습니다. 이 합계와 차트 전반을 살펴보고 어떤 모양을 하고 있는가를 살펴봅시다. 언제, 누구에게 가장 스트레스를 느끼는지에 주목하십시오.

스트레스 정서 차트

정도	자기	사람	상황
분노			
수치, 죄책			
두려움, 불안			
우울			
좌절			
곤황			
질투			
불안정			
절망			
무기력			
염려			
혼란			
당황			
합계			

4. 자각 훈련: 비교적 편안한 의자에 앉아서 1~2분 정도 안정과 이완을 하도록 합니다. 당신은 책상 앞에 앉아 어떤 진지한 일을 할 때의 정신 자세를 알고 있을 것입니다. 또 아무 일도 하지 않고 해변가에 누워 있을 때의 정신 자세도 알고 있을 것입니다. 장기간의 휴식을 취하기 위하여 물러나 있다고 가정해 보십시오. 이 정신 자세는 당신이 느슨해져서 생각들이 다가오도록 허용하는 것이므로 중요합니다. 이 연습으로 무엇인가를 알아내려는 것이 아니라 가만히 앉아서 답이 자신에게 다가오도록 하는 것임을 명심하십시오. 이와 같이 받아들이는 태도가 요점입니다.

의자에 편안하게 앉아서 연습하는 동안은 두 눈을 계속 감고 있도록 합니다. 1~2분 정도 주변에 있는 모든 소리를 다 들으려고 힘껏 노력하십시오. 조용한 장소에 혼자 있다 할지라도 어떤 소음이 반드시 있기 마련입니다. 주의 깊게 듣고 단 한 가지라도 놓치지 않도록 하십시오. 1~2분 정도 지난 다음에는 태도를 바꾸십시오. 주변에 있는 모든 소리를 들으려는 노력을 멈추고, 그 대신에 소리가 당신에게 다가오도록 하십시오. 소리를 들으려고 애쓰지 말고 그들이 다가오게 하십시오. '만일 이 소리들이 들리고 싶다면, 그들이 내게로 다가올 것이다.' 라고 생각하십시오. 편히 앉아서 그들이 오게 하십시오. 그다음에, 다시 소리를 들으려고 노력하던 이전의 태도로 돌아가십시오. 1~2분 후에 소리가 다가오도록 하는 태도로 다시 돌아가십시오. 처음에는 소리를 들으려 애쓰고, 다음에는 물러나서 그 소리들이 가까이 오도록 하기를 몇 분 동안 하고 나면 이 두 태도의 차이를 느낄 수 있고, 소리가 자신에게 다가오도록 하는 것이 얼마나 편한가를 알게 될 것입니다. 이 두 태도 간의 차이를 알게 되면 다음 단계로 넘어갑니다.

이제 주변의 소리와 마찬가지로 자신의 몸을 자각하도록 하십시오. 방안에 있는 소리가 다가오도록 할 때 배웠던 대로 자기 몸의 각기 다른 감각이 스스로 자신에게 알려지도록 하십시오. 그러고는 내부에 있는 생각이나 감정이 어떤 것이든 자신에게 다가오게 하십시오. 다시 말하자면, 당신은 아무 것도 생각하려 시도하지 않으며, 단지 이완하고 각성하며, 생각, 느낌, 감각들이 다가오도록 내버려두는 것입니다. 이 경험은 자각하고 있다(혹은 깨어 있다)라고 말하는 것입니다. 몇 번 이렇게 하고 나면 그것을 느낄 수 있습니다. 이 경험은 두 가지 다른 방법으로 사용할 수 있습니다. ① 자신이 스트레스를 받을 때, 화가 나거나 불편하거나 긴장될 때 앉아서 그냥 자각합니다. 즉, 자각 연습을 합니다. 자신이 왜 그렇게 느끼는지 알아내려 하지 말고, 자신의 생각과 감정을 떠오르게 내버려두십시오. 얼마 지나지 않아 왜 그렇게 느끼는지에 대하여 더 잘 알게 될 것입니다. ② 어떤 상황에 대하여 현재 염려하고 있지 않을 때라도 그것에 대하여 더 잘 알고 싶다면 상상력을 동원하여 그 상황을 재생시킬 수 있습니다. 눈을 감고 염려되는 상황을 떠올리십시오. 그것에 대해 생각하거나 분석하지 말고 단지 그 일이 다시 일어난 것처럼 상상합니다. 그러고는 잠시 동안 상상 속에서 훈습을 한 후 그냥 자각하십시오. 왜 그렇게 느끼는지 더 잘 알게 될 것입니다.

이 연습에 대한 반응: _____

_____

_____

_____

_____

_____

_____

_____

스트레스를 삶의 일부로 인정하기

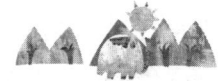

스트레스는 회피할 수 없는 인생의 한 부분이다. 그것은 자연스럽고, 불가피하며, 우리 모두가 예상하고 있는 것이다. 불행하게도 우리는 자주 이 명백한 사실을 간과하며 생활상의 모든 일들이 순조롭게 진행되어야 한다고 생각한다. 그 결과 어떤 어려움이 생겼을 때 우리는 과민반응을 하며, 필요 없이 혼란스러워하거나 화를 내거나, 불안해한다. 문제들을 자연스럽고 정상적인 것으로 받아들이게 되면, 이에 대해 더 현실적이고 효과적으로 반응하게 될 것이다. 만일 생활이 불가피하게 요구와 압력을 주는 것이라는 점을 깨닫게 되면, 그러한 요구와 압력이 있을 때 우리의 반응을 더 잘 관리할 수 있게 될 것이다.

우리는 스트레스 상황을 회피할 수 없다. Murphy의 법칙을 기억하라. 잘못될 가능성이 있는 일은 꼭 그렇게 되고 만다. 상황이 언제나 그렇게 나쁘지는 않더라도 우리가 일을 하거나 개인적 관계를 맺을 때 곤란이나 좌절을 피할 수 없는 것은 사실이다. 따라서 우리는 스트레스를 예상하고 기대한다. 차를 가지고 있는가? 차가 고장이 날 수도 있고 사고를 당할 수도 있다. 자녀가 있는가? 그 아이들은 항상 시키는 대로 행동하지는 않는다. 시장에 가려 하는가? 때로는 가게가 붐빌 수도 있고 상인이 속일 수도 있다. 직장에 나가는가? 때로는 동료들과 다툼이 있을 수도 있다.

자신의 생활에서 스트레스를 증가시키는 손쉬운 방법이 있다. 위의 말을 무시하고 모든 일이 자기 뜻대로 될 것이라고 기대하는 것이다. 참으로 이상하게도 많은 사람들이 부지불식간에 그렇게 한다. 우리는 곤란을 예상하지 않는다. 일이 계획한 대로 되지 않으리라는 가능성은 고려하지 않고 상세한 스케줄을 짠다. 그리고 기대하지 않았던 일이 일어나면 크게 놀라게 된다.

그럴 경우에는 어떻게 하는가? 우리는 화가 나고, 당황하게 되고, 특히 자기에게만 인생이 불공평한 것처럼 생각한다. 바람이 새는 차바퀴를 차면서 내게는 결코 그런 일이 일어나서는 안 된다고 생각한다. 사장님이나 선생님 혹은 식구들이 마음에 들지 않는 행동을 하면, 사람들이 언제나 우리가 바라는 대로 행동하지는 않는다는 것을 잊고 화를 내게 된다. '끔찍해. 내게는 이런 일이 일어나서는 안 돼.' 라고 생각하기 쉽다.

잠시 동안 당신이 새 직장에 지원한다고 가정해 보자. 분명히 당신은 모든 일이 순조롭게 이루어지기를 바랄 것이다. 그러나 일반적으로 흔히 일어나게 될 일들을 생각해 보자. 이력서를 쓰려고 하니 어떤 서식으로 써야 할지 모르겠다. 면접 장소로 가는 버스는 느리다. 도착해 보니 다른 지원자가 먼저 와 있다. 면접할 때는 예상하지 못했던 질문들을 하는 바람에 열심히 준비했던 답은 해 보지도 못했다. 이런 일들은 모든 사람에게 일어나고 당신에게도 생긴다. 그러한 어려움에 어떻게 반응할 것인가? 암암리에 모든 일이 잘될 것이라고 가정했다면 당신은 화가 나고 당황하게 될 것이다. 이 어려움을 자연스럽고 불가피한 것으로 받아들이면 더 차분히 반응하게 되고, 그것을 더 잘 다루어 갈 수 있다. 또한 이것을 해결해야 하는 문제로 보고 처리하는 데도 유리한 위치에 서게 된다.

 이것이 의미하는 바는 우리가 인생에서 현실을 수용하는 태도를 가지게 되면 스트레스를 감소시킬 수 있다는 것이다. 현실의 수용은 지나치게 당황하거나, 화내거나, 격분하지 않고 그것의 존재를 인식하는 것이다. 이는 삶을 있는 그대로 받아들이고 그것이 달라질 것을 요구하지 않으면서 거기에 반응하는 것이다. 수용을 하게 되면 우리는 '이 일이 나에게 일어나서는 안 된다.'라고 말하는 것을 멈추고 대신에 '나는 일이 일어나는 대로 받아들이고 그것을 해낼 것이다. 나는 바로 지금 이것과 함께 지낼 수 있다.'라고 말하게 된다.

 예를 들면, 사람들과 이야기를 하다 보면 그들이 때때로 당신이 말한 내용을 잘못 해석한다는 것을 느낄 때가 있다. 당신은 전혀 그런 의도로 이야기하지 않았는데, 상대방은 자신이 가진 기준에 따라 당신의 말을 해석하고 오해를 하는 경우도 있다. 그럴 경우에는 분명히 하려고 애쓰는 것이 더 일을 힘들게 만들 수도 있다. 이때 당신은 잘 듣지 않은 사람들에게 화를 낼 수도 있고, 분명한 의사소통을 하지 않은 자기 자신에게 화가 날 수도 있다. 또는 자신의 생각을 전달하는 것을 포기할 수도 있다. 혹은 사람들과 의사소통한다는 것은 힘든 일이고, 사람들과 이야기할 때는 언제나 오해와 잘못된 의사소통이 있을 수 있다는 사실을 받아들일 수도 있다. 만일 이러한 현실을 받아들이지 않는다면 우리는 매번 화가 나고 당황하게 될 것이다. 그 사실을 받아들이고 나면 의사소통을 개선하기 위한 일을 할 수 있고 그 과정에서 더 좋은 기분을 느낄 수 있다.

크건 작건 간에 우리 모두가 인정하고 받아들여야 할 많은 현실들이 있다.

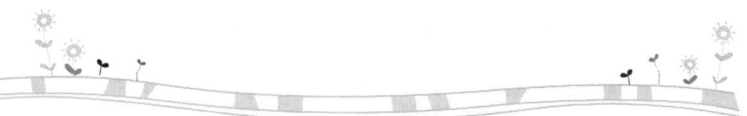

우리는 모든 것을 가질 수는 없다.
세상 일이 늘 마음대로 되는 것은 아니다.
인생에는 부당한 일들이 있다.
어떤 사람들은 결코 우리를 이해할 수 없다.
우리는 모든 사람을 기쁘게 할 수는 없다.
출퇴근 시간에는 교통이 붐빌 수밖에 없다.

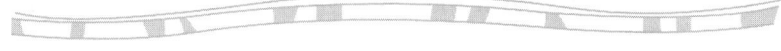

또한 자신이 실수할 수 있고 한계가 있는 인간이라는 사실을 받아들일 수 있다면 인생에서 많은 양의 스트레스를 감소시킬 수 있다. 생의 비극 중 하나는 많은 사람들이 결코 그렇게 하지 않는다

는 것이다. 그보다는 자신을 거부하고, 자신의 한계에 대하여 죄책감을 느끼고, 스스로 세운 비현실적으로 높은 목표에 도달하지 못한다고 자신을 비난한다. 만약 당신이 그런 부류의 사람이라면, 자신의 잘못을 인정하고 한계를 받아들이며 자신과 좋은 사이가 되기를 배움으로써 해방감을 얻을 것이다.

당신은 지금 그대로의 자기를 받아들일 수 있는가? 자신을 보면서 '나는 지금 좋다.' 라고 말할 수 있는가? 만일 당신이 자기수용을 하지 못한다면, 아마도 자신에게 죄책감을 주는 생각이나 감정을 가지고 있을 것이다. 자신의 존재 자체에 대하여 죄책감을 가질 수도 있다. 자기비판과 자기거부로 채워진 날들을 보낼 때 우리는 얼마나 더 많은 스트레스를 겪을 것인가? 우리가 스스로를 완전하지 않지만, 그럼에도 불구하고 수용할 가치가 있는 인간으로 보는 것을 배울 때 우리의 인생은 얼마나 더 나아질 것인가?

심리학자인 Carl Rogers는 우리가 때때로 조건부 가치(condition of worth)를 발달시킨다고 하였다. 우리는 '내가 어떤 표준 혹은 조건에 맞추어 산다면, 나는 가치 있다.' 라고 생각한다. 어떤 사람들은 늘 열심히 일해야만 가치 있다고 느낀다. 다른 사람들은 그들이 그래야만 한다고 생각하는 만큼 타인을 사랑하지 못할 때 무가치함을 느낀다. 또 다른 사람들은 자신이 가치 있는 사람인가를 생각하기 전에 무엇이든 완전히 하기를 자신에게 요구한다. 조건부 가치로 들 수 있는 일들은 얼마든지 있다. 자기수용은 조건부 가치를 거부하며, '나는 아주 완전하거나 좋지는 않을지라도 지금의 내 자신을 수용할 수 있다.' 라고 말하는 것이다.

우리 모두는 실수하며 한계를 가지고 있다. 자기 자신을 들여

다볼 때 비합리적이고 무책임할 때가 있음을 알게 된다. 우리 모두는 유치하거나 미성숙한 순간들을 보내고 있지 않은가? 혹은 자랑스럽지 못한 감정이나 소망을 가지고 있지 않은가? 우리는 인간이며, 인간이 된다는 것은 인간답게 행동하고 느끼는 것이다. 인간은 또한 한계를 가지고 있다. 우리가 아무리 노력하더라도 할 수 없는 일들이 있다. 우리가 인간임을 받아들일 수 있을 때, 자기거부로 인해 일어나는 죄책감과 자기비난을 감소시킬 수 있다.

많은 사람들이 수용의 개념을 잘못 알고 있다—특히 자기수용에 대하여. 그들은 자기를 수용하는 사람들이 잘난 체하며 자만심에 가득 찬 사람이라고 느낀다. 그들은 자기를 수용하게 되면 가치와 표준이 없어질까 봐 두려워하며 발전을 포기할까 봐 두려워한다. 그들에게는 현실을 수용한다는 것이 생에 대하여 수동적이고 냉담하게 접근하는 것으로 여겨진다—생활의 어려움과 투쟁하기보다는 굴복하는 것.

수용이란 그런 것이 아니다. 수용은 좋아하는 것이 아니다. 수용은 동의하는 것이 아니다. 수용은 무관심한 것이 아니다. 수용은 변화하기에 실패한 행동이 아니다. 우리는 그것을 좋아하지는 않으면서도 인생이 언제나 공정하지는 않다는 것을 수용할 수 있다. 우리는 불공정을 개탄하고 그것을 감소시키려고 하면서도 그 존재를 수용할 수는 있다. 화를 내거나, 격분하거나, 정서적으로 당황하지 않고도 진지하고 정열적이고 효과적으로 투쟁할 수 있다. 무관심하거나 냉담하기보다는 불공정한 현실을 수용하고 우리가 그것에 대해 무엇인가 해야만 한다는 사실을 수용할 수 있다. 이상하게 보일지 모르지만, 수용에 실패하면 변화를 위한 시도도 적게 하는 것이 보통이다. 자신의 분노에 사로잡혀서 우리의 에너지를 변화가 필요한 현실을 다루는 데 사용하기보다는 이러한 정서를 다루는 데 사용하게 된다.

자기수용의 경우도 마찬가지다. 자신을 수용하지 않으면 죄책감과 자기비난의 느낌을 갖게 된다. 이것이 발전하도록 자신을 자극하는 경우는 드물다. 몇 년 동안이나 죄책감과 자기 거부감을 느끼면서도 결코 변화하지는 않을 수도 있다. 더욱이 실제의 어려움에 주목하기보다는 죄책감이나 자기거부에 주목할 수도 있다. 우리는 자신을 정당화하거나 죄책감을 없애기 위한 설명을 하게 된다. 다시 말하자면, 자신의 실수에서 자기거부로 주의의 초점이 바뀌게 된다.

우리에게 한계가 있다는 불쾌한 감정에서 벗어나는 한 방법은 이런 한계가 없는 척하는 것이다. 자신의 분노 때문에 부끄러운 사람은 화가 나지 않은 척한다. 우리가 자신의 사고나 감정을 더 많이 감출수록 자신에 대해 더 알 수 없게 된다. 실제의 자기보다는 되고 싶은 자기의 이미지를 가지고 살 때, 우리는 자신의 잘못을 교정하는 행동을 할 준비가 전혀 되어 있지 않은 것이다. 따라서 자기수용은 자기발전을 위한 필수조건이다. 수용을 하게 되면 잘난 체하거나 자만하기보다는 우리 자신의 잘못을 볼 수 있게 되고, 따라서 그 잘못에 대해 무엇이라도 해 볼 수 있는 유리한 입장에 서게 된다.

우리는 높은 표준을 가지고 발전하려는 노력을 하면서도 자기수용을 할 수 있다. 더 나아지려는 노력을 하면서도 자기 자신을 받아들일 수 있다. 우리가 그렇게 해 오지 않았더라도 결과적으로는, 발전하려는 노력은 실제로 자기수용을 위한 노력이 된다. 예를 들어, 한 젊은 여인이 사랑스러운 사람이 되기를 열망하지만 때때로 자신이 친절하지 못하고 질투하는 사람임을 안다고 해 보자. 그녀는 자신의 불친절과 질투를 수용하면서 동시에 더 사랑스러워지려고 노력할 수 있다. 만일 그렇지 않다면, 사랑스럽게 되는 그 자체보다는 자신을 더 잘 수용할 수 있게 되기 위하여 사랑스러워지려고 노력할 것이다. 역설적이지 않은가?

그러나 때때로 우리 자신이 변할 수 없다는 현실의 한 측면을 받아들여야만 한다. 나이가 50대에 이른 사람은 결코 30대가 될 수 없다는 것을 받아들여야만 한다. 아무리 노력하더라도 어떤 사람들은 우리의 관점을 결코 받아들이지 않거나 심지어 이해하지도 않는다. 그런 경우 우리가 할 수 있는 일은 거의 혹은 전혀 없다는 사실을 받아들이는 것이 성숙한 방법이다. 때로는 변화가 가능한지조차도 결정할 수 없는 경우가 있다. 그런 경우에는 오래된 기도문을 기억하라. '신이여, 제가 변화시킬 수 있는 일은 변화시킬 수 있도록 용기를, 제가 변화시킬 수 없는 일은 수용할 수 있는 침착성을 그리고 이들을 식별할 수 있는 지혜를 주옵소서.' 수용의 장점과 수용하지 않음으로써 생기는 문제를 생각하면 더 많은 수용을 할 수 있다. 다음의 연습을 하면서 수용적으로 될 수 있는 다른 구체적인 방법을 안내받게 될 것이다.

연습 exercise

자신이 받아들여야만 하는 현실의 목록을 만드십시오. 이는 생활의 일부분으로, 적어도 이 순간에는 자신이 전혀 혹은 거의 손댈 수 없는 일들을 말합니다. 그 각각에 대해 주의 깊게 생각하십시오. 왜 그것들을 받아들이지 않는가? 왜 그것이 달라야만 한다고 말하는가? 그것들을 받아들이면 어떤 기분이 드는가? 자신이 그것들을 수용하기를 거부하고 그들의 존재와 싸운다면 어떤 기분이 드는가? 이 기분에 대하여 어떤 대가를 치르는가? 자신의 반응을 아래에 적어 넣도록 하십시오.

내가 수용해야 하는 현실들은 다음과 같다.

_____
_____
_____
_____
_____

수용에 대한 질문들을 생각해 본 후의 반응:

_____
_____
_____
_____
_____
_____
_____

스트레스를 해결해야 할 문제로 접근하기

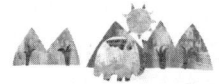

우리가 일단 스트레스를 자연스러운 생활의 한 부분으로 인정한다면 스트레스가 우리에게 불공평하게 주어졌다고 보기보다는 해결해야 할 문제로 보고 접근하는 태도를 가질 수 있게 된다. 인생에서 생기는 요구와 좌절을 불쾌하게 여기지 않고 그 현실성을 받아들이기 시작하여, 그 요구와 좌절을 해결해야 할 문제로 생각하고 접근하게 되면 우리가 경험하는 스트레스를 어느 정도 감소시킬 수 있다.

앞에서도 언급하였지만, 스트레스에 대응하는 방법은 크게 두 가지가 있다. 정서 중심적 대처와 문제 중심적 대처가 그것이다. 스트레스가 있을 때 그것에 대한 감정을 중심으로 대처할 수도 있지만 인생에서 부딪치는 해결해야 할 문제로 볼 수도 있다. 데이트를 하거나, 운동을 하거나, 좋은 물건을 갖고 싶어 하면서도 집안일은 거들지 않으려고 하는 10대의 자녀를 두고 있다고 생각해 보자. 이 흔한 상황이 부모들에게는 꽤 스트레스를 일으킨다. 당신이 부모라면 자녀에게 화를 내고, 그 아이가 다른 아이들과는 다르기를 바라는 대신에 이것을 해결해야 할 하나의 문제로 볼 수 있겠는가? 이 상황을 개선하기 위하여 어떻게 해야 할지를 자신에게 물어볼 수 있겠는가? 이런 방식으로 생각하기 시작하면 분노는 가라앉고 완전히 다른 마음자세로 이 문제에 접근하게 된다. 이 단원에 있는 연습을 끝내고 나면 이런 방식으로 생각하기 시작할 수 있을 것이다. 연습을 통하여 모든 스트레스 상황에 대하여 적극적으로 문제해결적인 접근을 하는 방법을 배울 수 있게 된다.

　스트레스 상황에 대해 문제해결적인 접근법을 택하게 되면, 그 문제에 관해 단순히 생각하는 것에서 무엇인가 해 보는 쪽으로 바뀌게 된다. 흔히 우리는 어떤 어려움을 다루려고 시도하기보다는 걱정하고 안달함으로써 스트레스를 더욱 증가시킨다. 스트레스를 경험할 때마다 자신에게 묻도록 하라. '이 상황을 다루기 위해 내가 해야 할 일은 무엇인가?' '일이 더 잘되게 하려면 어떤 구체적인 행동을 해야 하는가?' 그 상황을 다루어 가기 위한 구체적인 활동 계획을 작성하라. 그런 계획은 우리에게 통제감을 주며(방법 16. '통제하기' 참조), 문제를 해결하는 데 적극적으로 참여하도록 해 준다. 활동하기에는 시간과 노력이 들며, 때로는 '이런 상황만 아니라면 얼마나 기분이 좋겠는가?' 라고 생각하는 것 이외에는 아무것도 하지 않고 시간만 보내기가 더 쉬운 것 같다. 누군가 말하기를, 인생은 다른 계획을 세우느라 바쁠 때 우리에게 나타나는 것이라고 하였다. 안달하고 불평하고 걱정하는 대신에 무엇인가 하려고 해 보라! 그러면 그 상황에 대한 당신의 느낌이 바뀔 것이다. 10대의 자녀 때문에 혼란이 오면 그 아이와 이야기하라. 친구가 물건을 빌려가서 돌려주지 않으면 그에게 가서 돌려달라고 말하라. 진로에 대한 걱정이 있다면 진로 탐색 캠프에 참석하거나 진로 상담을 받으라. 당신이 하는 작고 구체적 활동 하나하나가 소극적인 것에서 적극적인 문제해결적 접근으로 옮겨가도록 도와줄 것이다. 활동하기는 또한 우리의 성장을 도와주며, 곤란에 대한 도전은 새로운 기술과 능력을 배울 수 있게 해 준다.

연습 exercise

자신에게 스트레스를 주는 상황을 세 개 이상 선택하십시오. 편안한 의자에 앉아 눈을 감고 자신이 이 상황에 놓여 있다고 상상해 보십시오. 몇 분 동안 그 상황에 관하여 상상하면서 가능한 한 생생하게 그 상황을 경험하십시오. 잠시 동안 그 상황에 대한 당신의 느낌에 초점을 맞추십시오. 그리고 분노, 불안, 좌절을 음미하십시오. 자신이 얼마나 그 상황을 싫어하며, 그 일이 일어나지 않기를 얼마나 바랐는지 생각해 보십시오. 그리고는 초점을 바꾸십시오. 상황 그 자체를 해결해야 할 문제라고 생각하기 시작하십시오. 자신의 반응과 느낌에 대한 생각을 그 문제를 해결하는 데 도움이 될 수 있는 질문에 대한 생각으로 바꾸십시오. 이 어려움의 원인은 무엇인가? 내 자신이나 외적 요구 중에서 변화되어야 할 것은 무엇인가? 내가 수용하기를 배워야 할 것은 무엇인가? 이 상황을 다루기 위해 내가 사용할 수 있는 자원은 무엇인가? 이 문제를 해결하는 데 필요한 여러 가지 가능한 접근법은 무엇이며, 각 방법의 장단점은 무엇인가? 자신이 선택한 각 상황에 대하여 이 절차를 되풀이하십시오. 두 가지 사고방식에 대한 자신의 반응을 아래에 기록하십시오.

이 연습에 대한 반응:

_____
_____
_____
_____
_____
_____
_____
_____

성장을 위해 스트레스 이용하기

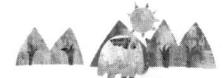

우리는 스트레스를 나쁜 것으로 생각한다. 실제로 그렇다. 이 책에서는 스트레스를 부정적인 감각으로 논의하고 있다. 그러나 반갑지 않은 스트레스라도 잘 활용할 수 있다. 스트레스를 다루는 한 가지 방법은 스트레스 상황을 성장을 위한 기회로 이용하는 것이다.

한자로 危機는 두 개의 글자로 되어 있다. 첫 글자는 위험을 의미하고, 다른 하나는 기회를 의미한다. 그것이 바로 위기다. 위험을 나타내지만 기회도 제공한다. 어려운 상황에 위험이 더 많게 되느냐, 기회가 더 많게 되느냐 하는 것은 대부분 우리에게 달려 있다.

스트레스가 있을 때 우리는 우선적으로 비생산적인 반응을 한다. 월말이 되어서 돈이 모자라는 것을 알게 되었을 때 걱정스럽고 화가 난다. 불가능해 보이는 과제에 직면하게 되면 포기하는 경우도 있다. 흔히 우리는 자신의 권리를 옹호하기보다는 다른 사람에 의해서 주어진 과다한 요구에 굴복한다. 스트레스 상황에 대한 좌절과 분노의 반작용은 우리를 기분 나쁘게 할 뿐 아니라 스트레스가 성장을 도와줄 수도 있다는 사실을 알지 못하게 한다. 스트레스를 해결해야 하는 문제로 접근하는 방법은 새로운 기술을 개발하고 자신에 대한 새로운 통찰을 얻도록 해 준다. 따라서 스트레스 상황을 성장을 위한 기회로 볼 수 있게 해 준다.

필자는 고등학교 때 전교생 앞에서 여름방학 동안의 봉사활동에 대하여 보고를 한 적이 있다. 선생님에게 그 이야기를 처음 들었을 때는 도저히 할 수 없을 것 같았다. 그러나 선생님의 말씀을 거스를 수는 없으므로 열심히 연습을 한 후 전교생 앞에서 무사히 보고를 마칠 수 있었다. 이 일이 있은 후 필자는 자신이 많은 사람 앞에서 조리 있게 말할 수 있는 잠재력이 있는 사람이라는 것을 새롭게 발견할 수 있었다.

우리는 삶에서 스트레스 상황에 직면하기 때문에 기술을 개발하고 능력을 키울 수 있다. 우리 모두는 도전적인 상황을 성장을 위한 기회로 이용할 수 있다. 어려운 상황에 대해 스트레스를 느낄 때, 자기 자신에게 '이것은 성장의 기회다.' 라고 말함으로써 교훈을 얻을 수 있다.

이를테면, 학생들은 때때로 상대하기 어려운 룸메이트에 관하여 불평을 한다. 그것은 확실히 나쁜 상황이다. 그 학생을 도울 수 있는 모든 다른 일들에 덧붙여 나는 다음과 같이 제안한다. "자, 자네는 일생 동안에 온갖 종류의 사람들과 더불어 살아가는 법을 배워야만 한다네. 변덕스럽고 까다로운 선생님이나 상관을 만날 수도 있겠지. 자네가 까다로운 룸메이트와 만나기를 바라는 것은 아니지만, 이제 자네가 그 상황에 놓여 있으니 어떻게 변덕스러운 사람과 함께 살아가는지를 배울 수 있는 좋은 기회가 왔음을 알도록 하게. 자네 인생에서 큰 이득이 되는 기술을 배울 게야."

물론 모든 사람이 그런 충고를 좋아하지는 않는다. 그러나 위기가 성장을 위해 이용될 수 있다는 것은 사실이다. 부하직원을 해고해야 하는 달갑지 않은 과제를 맡은 사람을 생각해 보자. 그 상관은 조용하고 유순하며 예민한 사람이다. 그는 부하직원에게 일을 잘못하니 그만두는 게 좋겠다고 말하는 자신을 상상할 수 없었다. 생각하면 할수록 더 걱정이 되었고, 점점 더 기분도 나빠졌다. 그러나 그는 자신의 태도를 바꾸었다. 그는 '나는 이런 종류의 상황을 다루어 가도록 배워야만 한다. 내가 상급자 노릇을 계속 하려면 좀 더 둔해져야 한다. 나는 이 불쾌한 상황을 성장을 위한 기회로 사용할 수 있다.'고 생각하였다. 그의 태도 변화로 문제가 사라진 것은 아니지만, 그것을 피하기보다는 처리할 수 있게 되었고, 전체 과정이 훨씬 덜 불편하게 되었다.

계속해서 월말마다 돈이 부족하다면 예산을 집행하는 방법을 배움으로써 성장할 수 있다. 또한 일이 너무 많고 그것을 할 시간이 적을 때 시간의 편성과 우선순위 정하기를 배우면서 성장하게 된다. 자신의 권리를 지키고 비이성적인 요구를 거절하기를 배울 수 있다면, 다른 사람과 관계하는 능력을 키울 수 있다.

어떤 스트레스 상황이든 정해서 그 안에 성장의 기회가 있는지를 알아보도록 하자. 그리고는 그 기회를 기꺼이 받아들여라. 이것은 스트레스 상황을 좋아하라는 의미가 아니다. 그보다는 나쁜 상황을 택해서 좋은 목적에 이용하라는 것이다. 다음의 연습은 과거의 어려움들 중의 일부가 당신의 성장에 어떻게 도움이 되었으며, 지금 직면한 어려움이 어떻게 성장을 위해 이용될 수 있는지를 생각하도록 해 줄 것이다.

연습 exercise

1. 과거에 있었던 스트레스 상황을 세 개 이상 선택하십시오. 각 상황을 몇 개의 문장으로 서술하십시오. 각각에 대하여 다음과 같이 자신에게 묻습니다. '나는 그 상황에서 무엇을 배웠는가? 나 자신에 대해서는 무엇을 배웠는가? 다른 사람이나 이 세상에 대해서는 무엇을 배웠는가? 내가 습득한 기술은 무엇인가, 혹은 그렇게 해서 무엇을 배웠는가? 이 상황으로 인해 나는 어떻게 변했는가?' 이 질문들에 대한 당신의 답변은 각 상황에서 자신이 어떻게 성장했는지를 나타내 줄 것입니다.

상황 1: _____
_____
_____

어떻게 성장했나 _____
_____
_____

상황 2: _____
_____
_____

어떻게 성장했나 _____
_____
_____

상황 3: _____

_____

어떻게 성장했나 _____

_____

_____

2. 현재 당신에게 스트레스를 주고 있는 상황을 세 개 이상 택하십시오. 몇 개의 문장으로 각 상황을 기술하십시오. 성장을 위해 각 상황을 어떻게 이용할지 정하기 위해 연습 1에서 제시된 질문들을 자신에게 하십시오.

상황 1: _____

_____

어떻게 성장했나 _____

_____

_____

상황 2: _____

_____

어떻게 성장했나 _____

_____

_____

상황 3: _____
_____
_____

어떻게 성장했나 _____
_____
_____

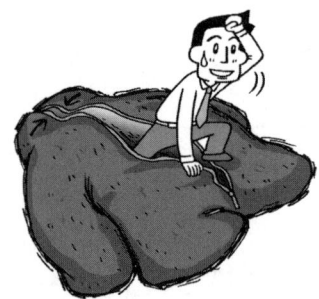

Chapter 03

자신에 대한 활동

방법 5. 자신을 돌보기

방법 6. 완전히 벗어나기

방법 7. 묵언의 규칙 바꾸기

방법 8. 스트레스 해소방안을 사용하기

방법 9. 불확실성을 견디기

방법 10. 변화를 예상하기

방법 11. 유능성을 개발하기

방법 12. 소망을 충족시키기

방법 13. 갈등을 해소하기

방법 14. 자신의 가치를 분명히 하기

이제 자신의 현재 스트레스의 항목표를 만들고, 스트레스를 생의 일부로 인정하고, 문제해결적 접근을 택하고, 성장을 위해 스트레스를 이용하여 그것을 다르게 보기 시작하였으면, 스트레스 반응을 감소시키기 위해 더 구체적인 단계를 알아볼 준비가 된 것이다.

스트레스가 우리 생활에서 일어나는 사건과 주변 상황에 대한 내적 반응을 포함하고 있음을 기억하라. 따라서 우리는 내적 반응과 외적 사건에 대한 작업을 함으로써 스트레스를 감소시킬 수 있다. 여기에서는 자신에 대한 활동, 즉 스트레스 상황에 대한 내적 반응을 바꾸기 위해 할 수 있는 일에 초점을 맞추고자 한다. 외부 사건에 대하여는 아무 일도 할 수 없는 경우가 간혹 있지만, 우리 자신에 대하여는 언제나 작업할 수 있다. 과제에 대한 활동을 하기 전이라 할지라도 자신에 대해 활동하기를 배우면 우리가 경험하는 스트레스를 꽤 많이 감소시킬 수 있다.

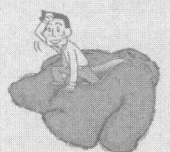

자신을 돌보기

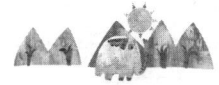

우리의 마음 상태와 신체 조건은 계속해서 서로 상호작용한다. 비교적 강한 스트레스를 경험하는 사람, 정신건강이 약한 사람, 다른 사람보다 걱정을 많이 하거나 안절부절못하는 사람은 신체적 병을 앓을 가능성이 높다. 전문가들은 신체적 병과 정서적 건강의 관계를 집중적으로 연구해 왔다. 이 복잡하고 매력적인 주제와 관련하여 해결되지 않은 문제들이 많이 있기는 하지만, 정서적 안녕이 전반적인 신체건강에 영향을 준다는 데는 의심의 여지가 없다. 점차로 많은 문헌들에서 과도한 스트레스 경험이 질병을 가져온다는 점을 지적하고 있다. 실상 많은 전문가들이 대부분의 신체적인 병에는 정신적 혹은 정서적 요소가 있음을 느끼고 있다.

사람들은 흔히 그 반대, 즉 우리의 신체적 조건이 정신적 상태에 영향을 준다는 사실도 성립됨을 간과한다. 우리가 피곤하거나 지쳐 있을 때는 푹 쉬었을 때보다 스트레스 상황에 대해 과민한 반응을 보이는 경향이 있다. 충분히 잠을 못 자거나 운동부족일 경우 다른 때보다 더 쉽게 화가 나거나 당황하게 된다. 우리가 일을 할 때 얼마 동안 일이 되어 가는 대로 두고 이완하는 시간이 없으면 긴장이 높아지며, 그리고는 별 의미 없는 일에 폭발하게 된다. 연구에 따르면, 섭식과 음주습관은 자신에 대한 느낌이나 다른 사람과의 관계에 대해 우리가 아는 것보다 더 많은 역할을 하고 있다. 커피 마시는 사람을 쉽게 흥분하는 사람으로 나타낸 텔레비전 광고를 본 일이 있을 것이다. 이 방면의 자료를 보면 카페인은 여러 가지 불쾌한 개인적 반응을 일으킨다.

당신은, 자신이 더 쉽게 흥분하고 화나는 때가 있음을 알 것이다. 어제는 아무렇지도 않았는데, 오늘은 교통 혼잡이 자신을 거의 광분하게 만들 수도 있다. 집에서 아내가 당신의 말에 전혀 귀기울이지 않을 때는 매우 화가 나지만, 또 다른 때는 그녀의 한쪽으로 치우친 관심을 이해해 주기도 한다. 우리가 시시때때로 다르게 반응하는 데는 여러 가지 이유가 있으며, 그렇게 하는 가장 중요한 이유 중의 하나는 신체적 조건 때문이다. 자기 자신을 더 많이 닦달하고, 잠을 설치며, 제때에 안 먹고, 불규칙적으로 운동을 하면 할수록 더 긴장되고, 안절부절못하며, 분별이 없어짐을 알 수 있으며, 스트레스 상황에 대해 더욱더 과민반응을 보이게 된다.

이에 대해 우리는 무엇을 할 수 있는가? 자기 자신을 돌보는 것을 배울 수 있다. 자신의 건강을 돌보고, 일이 되어 가는 대로 내버려두며, 때때로 여유를 가지고 일을 서두르지 않으면, 스트레스를 꽤 감소시킬 수 있다.

　불행하게도 자신 돌보기가 가장 많이 필요한 사람들이 그렇게 하기를 가장 거부하는 경향이 있다. 압력을 받고, 들볶이며, 과로한다고 불평하면서 이를 멈추고 이완할 시간이 없다고 느낀다. 자신의 경력 생활과 가족의 요구에 응하기 위해 이 일 저 일에 정신없이 매달리는 여성이 '시간이 없다'고 주장하는 것은 이해할 만하다. 그리고 자신을 돌보는 것은 시간이 걸리는 일이다. 학점에 사로잡힌 대학생은 자신의 능력에 대한 불안감을 가지며 1분이라도 쉬면 공부할 시간을 잃어버리는 것이라고 느낀다. 지역사회 사업에 몰입하고 있는 사람은 이미 과로하고 과중한 부담을 가지고 있으면서 "뭐라고? 쉬기 위해서 시간을 내란 말이오?"라고 외친다. 때때로 나는 항상 긴장과 피로를 느낀다고 불평하는 사람에게 이완테이프를 준 후, 결국 몇 달 후에 들어볼 시간이 없었다는 말을 듣게 되는 경우가 있다.

　당신이 자신을 돌볼 시간이 없다고 진지하게 믿고 있을 수 있으나, 그 믿음은 도전받아야만 한다. 그러기 위해 시간을 찾을 수는 없다. 시간을 만들어 내야만 한다. 일을 서두르지 않고 되어 가는 대로 두는 것이 중요하다고 결정해야만 한다. 그것에 우선순위를 둘 수 있겠는가?(방법 15-1. '우선순위를 정한다' 참조) 그렇게 하면 필요한 일을 하기 위해서 시간을 만들 수 있다.

　장기적인 안목으로 볼 때, 그렇게 하는 것이 시간을 빼앗기보다는 시간을 절약해 준다는 사실을 깨닫게 되면, 자기 자신을 돌보기에 우선권을 주기가 더 쉬워진다. 오랜 시간 동안 정신없이 바쁘면,

피곤해지고 효율성이 떨어지게 된다. 생각이 흐려지고, 일을 하는 데 시간이 더 들고, 그다음에는 감소된 효율성에 대해 걱정하고, 더 열심히 일하면서 오히려 효율성은 더 떨어지게 된다. 피곤하고 기진맥진한 사람은—일에 대한 걱정을 하며—원기를 회복하고 휴식한 사람보다 한 시간 내에 훨씬 더 적게 일한다. 시간을 내어 일이 되어 가는 대로 두고 원기를 회복하면, 다시 활동하게 되었을 때 '잃어버린' 시간보다 더 많은 것을 해낼 수 있다.

과로 역시 자신에 대한 생각과 타인과의 관계에 영향을 준다. 앞에서 말했듯이, 피곤하거나 욕구좌절이 되면 쉽게 화를 내고, 쉽게 흥분하며, 다른 사람과 어울리기 어렵게 된다. 무언가 일이 잘못될 때 우리는 평상시보다 더 당황하게 되고, 결국은 상황이 더 나빠지게 된다. 쉴 틈이 없다고 말하는 사람들은, 만일 그들이 아무 대가도 치르지 않고 자신이 하고 있는 일을 계속 유지해 나갈 수 있다고 믿는다면, 자기 자신을 속이고 있는 것이다.

자기 자신을 돌보아야 하는 또 다른 이유가 있다. 당신은 이 책을 읽었으므로 생활에서 일어나는 스트레스에 더 건설적으로 반응할 수 있을 것이다. 여기에 논의된 방법들을 사용하는 능력은 부분적으로는 당신의 신체적 조건에 달려 있다. 당신이 이 책을 집어 들었을 때 피곤하거나 지쳐 있으면, 여기에 제시된 스트레스 조절 방법을 적용하기가 훨씬 더 어려울 것이다. 스트레스를 조절하기 위한 노력은 모든 다른 활동과 마찬가지로 에너지를 필요로 한다. 자신에게 기회를 주자. 자기 자신을 돌보라.

5-1. 적절한 휴식을 취한다

과도하게 피곤하거나 기진맥진해지지 않도록 하려면 적당히 자고 쉬어야 한다. 짧은 기간 동안에는 잠을 자지 않고도 눈에 띄게 고통을 받지 않을 수 있으나, 장기적으로는 적당한 수면이 신체 및 정신건강에 필수적이다. 또한 적당한 휴식의 필요성을 간과하지 않도록 하자. 매일 단 몇 분 동안이라도 쉬도록 하자. 장기적인 업무를 수행하는 중이라면 매 한두 시간마다 짧은 휴식을 취하도록 하자. 50분 공부하고 10분 쉬는 학생이 4시간을 계속 공부하는 학생보다 더 많이, 그리고 더 오래 할 수 있다. 이는 보고서를 쓰는 사무원의 경우도 마찬가지다. 암기처럼 많은 집중이 필요한 작업일수록 더 자주 쉬어야 한다. 다른 사람들과 함께 계획을 세우는 등의 일을 할 때에는 휴식이 원기 회복에 도움이 되기는 하지만, 덜 자주 쉬어도 된다.

5-2. 서두르지 않는다

자기 자신이 서두르고 있으며 긴장을 느끼는 것 같으면, 서두르지 않도록 조심하자. 어떤 활동을 하든지 간에 천천히 그리고 주의 깊게 하자. 아침에 세수하고 옷 입는 데 두 배의 시간이 걸리도록 노력할 수 있다. 혹은 걸을 때 천천히 걷는다. 식사를 할 때 시간을 내어 이완되고 느슨한 태도로 먹는다면 우리 모두가 이득을 볼 수 있다. 그러나 우리는 문제를 그냥 지닌 채로 식사를 하며, 점심시간에 회합을 하고, 무엇을 먹고 있는지 전혀 주의를 기울이지 않으며, 그리고 식사를 시작할 때나 마찬가지로 피곤한 몸으로 식탁을 떠난다. 어떤 정규적인 활동을 선택해서 그 활동을 매일 천천히 그리고 주의 깊게 하기로 결정하자.

5-3. 심호흡을 한다

일이 되어 가는 대로 두는 또 하나의 간단한 방법은 앉거나 누워서 눈을 감고 몇 분 동안 깊고 조용히 숨을 쉬는 것이다. 실제로 이 연습을 할 때 5분이면 충분하다. 의도적으로 천천히, 깊게 숨 쉬도록 하자. 숨을 멈추려고 할 수도 있다. 깊게 숨을 들이마시고 다섯을 세는 동안 멈추었다가 내보낸다. 그리고는 더 오랫동안 숨을 멈추게 될 때까지 숫자세기를 늘려 나간다. 또 다른 방법은 다섯을 세는 동안 숨을 들이쉬고, 다섯을 세는 동안 멈췄다가, 다시 다섯을 세는 동안 내쉬어 하나의 리듬을 형성하는 것이다. 다섯이라는 숫자에 무슨 마술적 의미가 있는 것은 아니다. 당신이 편한 숫자를 아무거나 택할 수 있다. 단 몇 분이라도 심호흡을 해 보면 얼마나 기분이 좋은지 알게 될 것이다. 아무리 바쁘더라도 이 방법을 해 보기 바란다.

5-4. 이완한다

우리 자신을 돌보는 여러 방법들이 이완을 하게 해 주지만 깊은 이완 상태에 이르게 하도록 특별히 고안된 몇 가지 방법들이 있다. 사람들은 때때로 이완하라는 충고를 받는다. 그리고 이상하게 들릴지 모르나, 그들은 어떻게 이완하는지를 모를 수도 있다. 이완은 기술이다. 깊게 이완하는 방법을 배울 수 있으면 이완 상태가 편안하고 아주 좋음을 알게 될 것이다. 불행스럽게도 책의 내용만으로 이완 방법을 가르치기는 쉽지 않다. 개인 교습이나 녹음자료가 훨씬 우수한 학습 방법을 제공한다.

이완을 하는 방법에는 크게 두 가지가 있다. 그중 하나는 점진적 근육 이완법으로 Joseph Wolpe가 처음 개발한 이래 행동수정을 비롯하여 많은 심리치료법에서 활용하고 있는 것이다. 이 기법은 긴장감과 이완감을 구분할 수 있도록 해 주고 점차로 모든 근육을 이완시키는 방법을 가르친다. 이 방법은 모든 중요 근육을 이완시키기 위해 사용할 수도 있으나, 단지 몇 개의 근육을 이완시키기 위해 사용할 수도 있다. 자신이 어떤 부분에 더 긴장되어 있는지를 알면 그 부분을 더 집중적으로 긴장시켰다가 이완하기를 연습함으로써 두통이나 요통 등을 예방하는 데 사용할 수 있다.

일반적으로는 먼저 팔에서 시작하여 안면과 목, 어깨, 등 부분을 긴장시켰다가 이완하고 가슴, 엉덩이, 허벅지, 종아리 순으로 이어진다. 자세한 방법은 행동수정에 관한 책들을 살펴보기 바란다. 이 방법을 사용할 때는 한 부위의 근육을 긴장시켰다 이완하고, 이어 다른 근육으로 옮겨가는 것이 중요하다. 근육을 긴장시킬 때는 들숨을 쉬고, 이완시킬 때는 날숨을 쉰다. 그리고 긴장보다는 이완에 더 많은 주의를 하는 것이 좋다.

또 다른 이완법으로는 자기암시법 혹은 자율이완훈련법이 있다. 이는 몸의 각 부위를 떠올리면서 '점점 무거워진다' 거나 '점점 따뜻해진다' 는 암시를 함으로써 이완을 유도하는 것이다. (단, 이마가 따뜻해진다는 것은 두통과 연결될 수 있으므로 이마 부위는 서늘해진다라고 하여야 한다.) 이것은 실제로 각 부위가 무거워지느냐 혹은 따뜻해지느냐와는 별개의 문제다. 이 훈련은 의자에 앉거나 침대에 누워서도 할 수 있다. 이완 훈련을 할 때는 지시문을 미리 녹음해서 사용하거나, 다른 사람이 지시문을 읽어 주면서 할 때 더 효과가 있다. 시중에서 판매하는 이완테이프를 사용하는 방법도 있을 것이다.

많은 사람들은 요가를 하면 이완이 잘되는 것을 알게 된다. 요가는 매우 천천히 그리고 쉽게 행동하는 일종의 운동이며 이완을 가져온다. 요가 교습을 받고자 한다면 지역사회에서 운영하는 문화원이나 사설 요가 교습소를 찾아보기 바란다. 여러 지방에 적절한 비용으로 교습하는 기관들이 있다.

명상은 이완의 또 다른 방법이라고 할 수 있다. 그러나 명상은 단지 이완을 목표로 하기보다는 의식을 훈련하는 프로그램 중의 하나이며 이 책의 범위를 넘어서는 것이다. 시중에는 명상 훈련에 관한 많은 책이 나와 있으며, 집중적으로 명상 훈련을 하는 프로그램에 참여하는 것도 명상을 배우는 좋은 방법이 될 수 있을 것이다.

5-5. 현재 자각을 개발한다

현재 자각이라는 말을 더 잘 이해하려면 이 책을 내려놓고 방안을 잠깐 걸어 다니다가 다시 책을 보기 바란다. 그렇게 하였는가? 방안을 걸어 다닐 때 무엇이 당신의 마음에 지나갔는가? 아마 당신은 '이게 도대체 뭔가? 우스꽝스럽다. 재미있다.'라고 생각했을지도 모른다. 혹은 다른 일에 마음을 뺏겨 내일 해야만 하는 일을 생각하거나 과거의 어떤 일을 생각하고 있었을 수도 있다. 여기에서 말하고자 하는 바는 대부분의 시간 동안 우리의 머릿속에서는 끊임없는 속삭임이 있다는 것이다. 우리는 언제나 무엇인가를 생각한다—자신에게 말하는 것이다. 많은 시간을 미래에 대하여 생각하고 걱정하거나 과거를 회상하고 때로는 후회한다. 자신의 생각이 과거나 미래에 떠돌게 내버려두면 우리는 완전히 현재에 있는 것이 아니다. 오랫동안 차를 타고 가면서 어디로 가고 있는지조차 모르는 경우가 있을 것이다. 때로는 식사를 하면서 음식에는 거의 주의를 기울이지 않는 경우도 있다. 현재 이외의 어딘가에 있는 이 경향은 두 가지 어려움을 가져온다.

- 이렇게 계속되는 내부의 속삭임은 에너지를 요구하고 스트레

스를 일으킨다.
- 과거와 미래의 문제들이 현재를 즐기는 데 방해가 된다.

당신이 방안을 걸어 다닐 때 완전히 현재에 있다고 가정해 보자—과거나 미래 혹은 다른 것들은 전혀 생각하지 않고 이 방안에 있는 것만을 경험한다고. 그것은 굉장한 경험이 될 것이다. 단지 현재만을 경험하고 있으므로 어떤 문제나 어려움도 떠오르지 않을 것이다. 당신이 내일 스트레스 상황을 맞게 될지라도 이 현재 자각을 개발해 놓으면 오늘은 거기에 대해 안절부절못하지 않게 된다. 내가 완전히 오늘의 현재에 있게 되면 과거의 잘못이 나를 괴롭힐 수 없다.

우리가 언제나 완전히 현재 속에 존재하기는 불가능하며 권할 만한 일도 아니다. 그러나 평상시보다 더 많이 현재 속에 존재할 수 있는 능력을 개발하면 이것은 자기 자신을 이완하고 새롭게 하는 효과적인 수단이 될 수 있다.

현재 자각을 어떻게 증가시킬 수 있는가? 그러기 위한 간단한 방법이 있으며 당신은 그 대부분을 이미 배웠다. 항목표를 작성할 때(방법 1) 자각 연습을 했다. 아직 그렇게 하지 못했으면 그 지시문들을 읽고 친숙해질 때까지 연습해 보자. 항목표를 작성하기 위해 자각 연습을 할 때 당신은 눈을 감고 앉아 있었다. 자각 연습은 눈을 뜨고도 할 수 있으며 일상적인 활동을 하면서도 가능하다. 처음에는 샤워를 하는 것과 같은 혼자 하는 일상적 활동을 선택하라. 샤워하는 동안 자기 자신, 자기의 주변, 떨어지는 물줄기, 그 밖의 모든 현재 감각을 인식하려고 노력하라. 당신의 마음이 떠돌고, 그날 해야만 하는 일들을 생각하거나 어떤 문제를 염려하기 시작하면, 그 생각들이 지나가게 하고 현재의 자기 자신에 대한 자각으로 되돌아오라. 자각하려고 애쓰지 말고 모든 감각이 다가오도록 하라. 이 현재 자각을 아침식사 동안, 출근하면서, 또 다른 일상적인 일들을 하면서 시도해 볼 수 있다. 막 잠에서 깬 후 혹은 잠들기 전에 자리에 누워 있는 짧은 시간도 좋다. 점차 당신의 마음이 어지럽혀지지 않는 시간을 확장할 수 있으며, 그 결과 더 이완되고 스트레스를 덜 받게 될 것이다.

당신이 너무 밀어붙이지 않을 때 현재 자각이 쉽다는 점을 기억하라. 즉, 우리의 마음이 조금도 방황하지 않고 완전히 현재 속에 있을 방법은 없다. 그 점을 예상하고 그 때문에 당황하지 않도록 하라. 이 일이 일어날 때마다 부드럽게 자신의 주의를 현재로 돌리기만 하면 된다—몇 초에 한 번씩 그럴 수도 있다. 이것을 하나의 손쉬운 연습으로 삼자. 모든 생각으로부터 자신의 마음이 자유로워야 한다고 작정하면 실패할 것이고, 그런 자신에게 화가 나서 스트레스는 증가한다. 반면에 아주 조금이라도 자신의 현재 자각을 늘려가기로 작정하면 성공할 것이고 그 성공을 즐기게 된다. 이것은 강력하고 효과적인 연습이다. 연습해 볼 가치가 있는 것이다. 일상적인 활동을 하면서 이 일을 한다면 전혀 가외시간이 필요 없다.

5-6. 규칙적인 활동을 개발한다

서두르지 않고 일이 되어 가는 대로 두는 효과적인 방법 중의 하나는 매일 행할 수 있는 반 시간 정도의 규칙적인 일을 정하는 것이다. 대부분의 사람들은 매일 하지는 않지만 그래도 어떤 규칙적인 일을 정규적으로 하고 있다. 예컨대, 매일 저녁 샤워를 하고 20분간 음악을 들을 수도 있다. 어떤 이는 퇴근한 후 저녁식사 전에 신문을 읽을 수도 있다. 또 다른 사람은 매일 친구에게 전화를 걸어 수다를 떨 수도 있다. 이런 예들은 끝도 없으나, 그 아이디어는 언제나 같다. 약 30분 정도가 소요되는 어떤 합리적이고 즐거운 일상적인 일을 개발하여 매일 같은 시간에 그 일을 하도록 하는 것이다.

5-7. 자신의 신체건강에 유의한다

자기 자신을 돌보는 이상의 6가지 방법(적절한 휴식, 서두르지 않기, 심호흡, 이완, 현재 의식, 규칙적인 일)은 모두 느슨하게 해 주는 방법들이다. 이들은 이완하고, 마음을 느슨히 하고, 얼마 동안 보조를 늦추는 방법들이다. 자신을 돌보는 마지막 방법은 신체적인 건강의 중요성에 관해서 논의해야 한다는 견해를 취한다. 이 논의의 요점을 살펴보기로 하자.

여러 흥미로운 연구들에서 마음과 몸의 복잡한 관계를 계속 다루고 있다. 분명히 몸이 건강할 때는 스트레스를 적게 경험한다. 아주 단순하게 보면, 더 피곤할수록 문제가 더 심각하게 느껴지고, 맞서 싸울 에너지가 부족함을 알 수 있다. 좀 더 복잡한 수준에서 보면, 신체화학(그리고 섭식)과 우리의 사고 및 감정 사이의 관계에 관한 많은 증거들이 있다. 이 분야에서는 많은 의문점들이 미해결로 남아 있지만, 우리는 신체건강이 스트레스 조절에 중요하다는 사실을 이미 잘 알고 있다.

이 책에서는 신체 건강을 위한 프로그램을 제공하지 않는다 — 이에 관하여는 다른 자료들을 참조하기 바란다. 그러나 당신은 신체건강을 우선적으로 생각하고 건강 상태를 유지하기 위해 무엇인가 하기로 결정할 수는 있다. 자신의 건강에 주의해 온 경우라면, 시간을 좀 내어 자신에게 묻도록 하자. 규칙적이고 열심히 운동을 하고 있는가? 적당히 먹는가? 영양가 있는 식사를 하루에 세 번씩 하는가? 적당한 수면과 휴식을 취하는가? 특히 학생들은 밤새도록 깨어 있고, 식사를 거르고, 지쳐서 떨어질 때까지 오랫동안 공부에 매달림으로써 기진맥진해지기 쉽다. 일에 쫓기는 사업가나 자신의 일과 집안일을 함께 해야 하는 여성들도 마찬가지다. 우리는 자신의 건강을 속일 수 없으며, 오랫동안 방치할 수도 없다.

당신이 자신의 몸을 적절히 돌보지 않는다는 사실을 알았다면, 지금 곧 신체건강을 우선적으로 생각하기로 결정하라. 적당한 운동, 섭식 및 영양에 관해 알아보고, 새로운 운동을 시작하기 전에는 반드시 의사에게 문의하도록 하라. 관심이 있으면 가까이 있는 보건소를 찾아보도록 하라. 이런 기관들에서는 당신의 생활습관이 어느 정도 건강한지를 결정하는 데 도움이 되는 질문지를 구비하고 있다. 다른 출처들로는 TV 프로그램, YMCA와 YWCA 및 성인교육 프로그램 등이 있다. 또한 지역 도서관이나 서점에서 신체건강을 유지하기 위한 계획을 세우는 데 도움이 될 만한 책을 찾아볼 수도 있고, 인터넷을 통하여 필요한 정보를 구할 수도 있을 것이다.

연습 exercise

자신의 일상생활을 재검토하여 자신이 가능하면 자주 느슨하게 되는지 알아보도록 하십시오. 특히 휴식, 서두르지 않기, 짧은 산보 놀이, 심호흡, 일상적인 규칙, 이완 등을 얼마나 많이 하는가를 알아보십시오. 어떻게 하면 이 방법들을 일상생활에 도입시켜 더 잘할 수 있는지를 아래에 기록하여 보십시오. 그리고 가능하면 빨리 이 방법들을 해 보도록 하십시오.

휴식:
_____
_____

서두르지 않기:
_____
_____

짧은 산보 놀이:
_____
_____

심호흡:
_____
_____

일상적인 규칙:
_____
_____

이완:
_____
_____

완전히 벗어나기

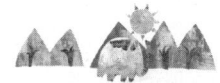

휴가에서 돌아와 집을 한 바퀴 둘러보았을 때, 낯익은 집이 새롭고 신선하게 보였던 경험이 있는가? 해결책을 찾으려고 열심히 일했으나 성공하지 못했을 때, 잠시 산책을 하고 난 뒤에 쓸모 있고도 분명한 해답을 찾아낸 적은 없었는가? 아마도 주말여행을 하고 난 뒤 이 짧은 휴가가 자신에게 원기회복과 휴식을 주고 새로운 에너지와 열성을 가지고 일에 착수할 준비를 하게 해 준 적이 있을 것이다. 이 예들은 모두 완전히 벗어나는 것의 가치를 보여 주는 것이다—일과 걱정거리를 잠시 밀어놓고 다른 활동에 몰입하는 것이다.

우리는 어쩔 수 없이 해야 할 일이나 해결해야 할 문제를 갖게 되는 경우가 종종 있다. 그런 경우에는 뒤에 제시하는 과제 수행에 대한 대처 활동들을 사용할 수 없게 된다. 우리가 당면한 과제는 우리 자신의 것이며 우리는 그것을 알아내야만 한다. 더욱이 우리의 고용주, 동료 및 가족과의 관계에서 일어나는 스트레스 상황은 어디로 가 버리는 것이 아니다. 그러나 잠시 동안은 그것에서 완전히 벗어날 수 있다. 그 상황이 아무리 어렵더라도 좀 떠나서 시간을 보내면 원기회복이 되고 새로운 각도에서 보게 될 수 있다.

앞 단원에서는 자신을 더 잘 돌볼 수 있는 방법을 논의하였고, 여기에서는 잠시 동안 그것에서 완전히 벗어나는 것에 관하여 말하고 있다. 이 두 방법은 여러 관점에서 비슷하다. 예를 들어, 이완은 자기 자신을 돌보는 데 목적이 있지만 또한 잠시 동안 스트레스 상황에서 벗어나도록 해 준다. 산책을 함으로써 잠시 동안 떠나 있는 것은 이완이 되기도 한다. 그러나 이 단원에서 강조하고 있는 바는 물리적으로 스트레스 상황에서 떠나 우리의 주의를 다른 활동으로 돌리는 것이다. 그래서 이 두 비슷한 종류의 스트레스 조절법을 두 개의 다른 범주로 나누어 제시하는 것이다. 첫 번째인 방법 5는 자신에 대한 활동이고, 두 번째인 방법 6은 자신과 자신의 스트레스 상황에서 주의를 다른 곳으로 돌리는 것이다.

6-1. 환경을 바꾼다

'완전히 벗어나는' 한 가지 방법은 말 그대로 떠나는 것이다. 잠시 휴식하는 것이 도움이 되기는 하지만 일상생활의 문젯거리와 연합되어 있는 주변 상황을 떠나는 것이 필수적이다. 일주일

간의 휴가를 받아 집에서만 지내는 사람은 근본적인 환경 변화를 경험하는 것은 아니며, 따라서 그 휴가에서 최대한의 휴식을 얻지는 못한다. 적어도 1년에 한 번은 일주일 정도 완전히 다른 환경으로 떠나도록 하라.

최근에는 회사에서 직원들에게 한 달 이상의 휴가를 주기도 한다. 이들은 재충전의 의미를 알고 있는 경우라 하겠다. 1년에 몇 번은 주말 동안 혹은 적어도 하루 정도 새로운 장소에서 보내도록 하라. 우리가 갈 만한 조용한 장소를 마련하여 환경 변화를 줄 수도 있다. 공원을 산책하거나, 예배를 드리거나, 이완이나 명상용으로 마련된 방에서 이완을 할 수도 있다.

6-2. 자신에게 진정으로 보상이 되는 경험을 한다

모든 사람에게는 매우 즐겁게 몰입하는 일이 있어서, 이 일이 잠시 동안 그들을 걱정거리에서 벗어날 수 있게 해 준다. 일 자체를 즐기는 것은 진정한 보상이 되는 경험이다. 그것은 의무감이나 마지못해서 하는 것이 아니라 즐거워서 하는 것이다. 음악 감상, 외식, 아이들과의 놀이가 그런 활동의 예가 될 수 있다.

우리 모두가 특히 즐겁고 몰두할 수 있는 경험이나 활동을 가지고 있다. 이에 관하여 사람들은 흔히 취미를 떠올린다. 확실히 취미는 진정한 보상이 되는 것이지만, 꼭 그렇게 구조화된 활동에 한정될 필요는 없다. 때로는 친구에게 전화를 한다거나, 신문을 읽거나, 영화를 보는 것처럼 덜 복잡한 활동이 진정한 보상을 줄 수도 있다. 마지못해서 하기보다는 하고 싶어서 그리고 즐겁게 할 수 있는 일이 무엇인가를 기억해 보자. 그런 일들을 규칙적으로 특히 긴장되고, 과로하고, 스트레스를 느낄 때 하도록 하자.

6-3. 놀이를 한다

흔히 사람들은 인생의 심각한 일에 깊이 관여하여 전혀 놀지를 못한다. 그들은 일에 대해 염려한다. 그들은 다른 사람들과 어떻게 관계를 맺을 것인가를 염려한다. 심지어는 사랑마저도 여러 시간 동안 심각한 독서와 토론이 필요한 일로 만들고 만다.

일은 좋다. 그러나 놀이도 좋은 것이다. 실제로 게임을 하는 것이든 그냥 즐기는 시간을 갖는 것이든 때때로 놀이에 시간을 할애하자(실상 아주 심각하게 게임을 함으로써 그것 역시 일로 만들기는 매우 쉽다.). 그냥 즐기기 위해 무엇을 할 수 있겠는가? 눈싸움? 휴가? 영화 관람? 스스로 선택하라. 웃음이 놀이의 한 부분임을 기억하라. 당신은 얼마나 자주 웃는가? 웃음은 스트레스의 위대한 해독제다. 놀이와 웃음을 찾아서 그 기회를 이용하라.

6-4. 외적인 흥미를 개발한다

때때로 스트레스를 받으면 자기 자신에 대해 지나치게 염려하게 되어 더 나쁜 상태가 된다. 이 악순환은 되풀이된다. 우리는 스트레스를 받는다. 따라서 자신에 대해 걱정한다. 자신에 대한 걱정은 더 많은 스트레스를 준다. 이 더 큰 스트레스는 더 많은 걱정을 낳고 이 걱정은 다시 더 많은 스트레스를 가져온다.

자신에게 지나치게 사로잡히기는 쉽다. 이 순환은 우리 마음을 자기 자신과 걱정에서 떼어내 외부의 어떤 다른 것으로, 즉 외적인 흥미로 돌림으로써 깨질 수 있다. 이러한 흥미에 관여할 때 자신에 대한 염려를 놓을 수 있다.

우리의 마음을 자기 자신과 걱정에서 떼어놓을 수 있는 것이면 어떤 활동이라도 가치가 있다. 놀이와 진정한 보상을 주는 경험이 도움이 될 것이다. 다른 사람을 위해 무슨 일을 하기로 결정하는 것이 큰 도움을 줄 수 있다. 자선기금을 모금하거나, 병자나 외로운 사람을 방문하는 것, 가치 있는 활동에 자원하는 것은 다른 사람을 돕는 만큼 자신을 도와주는 활동들이다.

동시에 일로 얽혀 있지 않은 사람들을 포함한 여러 종류의 사람들과 우정을 쌓아 가는 것이 중요하다. 일과 관계된 사람들하고만 사교생활을 하게 되면 즐기러 나가서도 일에 대해서 이야기하게 될 것이고 머지않아 일이 우리의 인생을 지배하게 될 것이다. 당신 자신과 일 그리고 문제로부터 당신의 마음을 떠나게 해 주는 사람들과 함께 하도록 하라.

6-5. 규칙적으로 운동한다

규칙적인 운동은 스트레스 상황과 문제에서 우리의 마음을 떠나게 하는 훌륭한 방법이다. 운동을 하게 되면 몸에 대해서는 점점 더 많이 의식하게 되고 그날의 스트레스에 대해서는 점점 더 적게 의식하게 된다. 활발한 운동은 특히 주의를 집중하는 데 효과적이다.

어디에 있더라도 운동은 하기 쉬우며 또 짧은 시간에도 할 수 있다. 일상생활에서 규칙적으로 운동을 하여 그것이 생활의 일부가 되도록 할 수 있다. 운동은 혼자 할 수도 있고 다른 사람들과 어울려 할 수도 있다. 운동은 꼭 돈이 드는 것도 아니다. 운동은 분명히 스트레스를 조절하는 융통성 있는 방법이다.

규칙적으로 운동하는 사람들은 부가적인 이득을 얻는다. 운동은 스트레스에서 완전히 벗어나는 하나의 방법일 뿐 아니라 신체 건강에 공헌함으로써 우리 자신을 돌보는 하나의 방법도 된다(방법 5-7). 그럼에도 불구하고, 많은 사람들이 규칙적으로 운동하라는 제안에 저항한다. 그들은 운동을 하면 지치고 피곤해진다고 생각한다. 또 시간과 노력이 너무 많이 든다고 생각한다. 우리 모두는 매일 오랜 시간 동안 달리기 하는 사람들을 알고 있으며 운동을 하려면 그 정도로 해야 한다고 생각한다. 어떤 사람들은 체육관에 가야만 운동을 하는 것으로 생각하여 경비부터 걱정하게 된다. 또 다른 사람들은 운동을 교습비를 내고 강습을 받는 공식적 프로그램으로 생각한다.

위에 제시한 어떤 경우라도 운동이 될 수 있으나 운동을 하는 것이 반드시 이러한 단점들(시간, 노력 및 경비를 단점으로 생각하는 사람들의 경우에)을 가지고 있는 것은 아니다. 운동은 즐겁고 보상이 되는 것이다. 오랜 시간이나 많은 노력이 필요한 것도 아니다-비록 우리가 노력을 너무 아끼면 많은 잠정적인 이득을 잃게 되기는 하지만 비공식적으로 집에서 돈을 안 들이고도 운동할 수 있다.

나는 오랜 시간 동안 책상에 앉아 일을 하게 될 때는 간혹 몇 분 동안 일어나서 온몸을 완전히 뻗치는 운동을 한다. 요가에서 배운 몇 가지 기법을 사용하여 수 분 동안 신체의 여러 부분을 펴고 이와 같이 빠르고 쉽고 부드러운 운동에 의해 생기는 신체적 감각에 초점을 맞춘다. 실상 온 몸을 뻗치는 데 5분이면 꽤 긴 시간이다. 이보다 쉬운 일이 어디에 있겠는가?

또 다른 운동은 산책하는 것이다. 한가롭게 걸으면서 주변의 환경으로 관심을 돌릴 수 있게 되고, 따라서 우리의 주의가 스트레스에서 벗어나게 되는 것이다. 두 팔을 흔들면서 활발히 걷는 것은 훌륭한 휴식이 된다.

내가 이런 유형의 운동을 언급하는 것은 많은 시간이나 노력을 들이지 않고도 당신의 인생에 운동을 도입할 수 있음을 지적하고자 하는 것이다. 매우 많은 사람들이 운동한다는 생각에 저항하기 때문에 이 의견이 중요하다. 몸을 뻗는다거나 가벼운 산책을 하게 되면, 그 후에는 더 힘이 드는 다른 운동으로 갈 준비가 되었다고 하겠다. 테니스, 핸드볼, 자전거타기, 볼링, 보트 타기, 수영 등은 각기 신체적 활동을 할 기회를 주는 것들이다. 전문가들은 수영이 어떤 운동보다도 좋은 운동이라는 점에 찬동한다.

당신이 바란다면 좀 더 형식적인 운동을 할 수도 있다. 조깅, 체육관에서 연습하기, 에어로빅 등. 이러한 활동에 대한 인기가 높아 가는 것을 보면 많은 사람들이 도움을 받고 있음을 알 수 있다.

선택은 자신이 하는 것이다. 체조처럼 단순한 것을 시도해 보거나 더 복잡한 운동 프로그램을 시작해 보자. 자신이 지금 많은 운동을 하고 있지 않다면 한꺼번에 너무 많은 것을 시도하는 잘못을 범하지 않도록 한다. 흔히 규칙적으로 운동하지 않는 사람들이 마음만으로 온갖 운동 프로그램을 전부 다 하려고 결정하는 경우도 있다. 문화센터에서 미용훈련 프로그램에 등록하고, 테니스 상대를 구하고, 매일 5~6km의 달리기를 시작한다. 그러한 노력은 개인의 건강을 해칠 뿐 아니라 쉽게 지치게 만들고 '이럴 줄 알았어. 이렇게 지치는데 무엇 때문에 계속하지?'라는 생각에 그만두게 한다. 천천히 시작하여 점차 복잡한 프로그램을 수행하도록 하라.

자신의 신체건강을 돌볼 때와 마찬가지로 운동 프로그램을 계획할 때도 주변의 자원을 활용하라. 의사의 진단을 받고 도서관이나 서점에서 정보를 구하라. 인터넷을 찾아보고 지역사회 프로그램을 찾아보라. 또한 성인교육 프로그램을 알아보라. 많은 도움을 줄 수 있는 것들이 주변에 있으니 이를 활용하도록 하자. 이 단원에 있는 연습문제를 완성함으로써 운동 프로그램 및 완전히 벗어나기 위한 다른 방법들을 계획할 수 있게 될 것이다.

연습 exercise

1. 진정한 보상이 되는 경험들, 즉 자신이 정말로 즐기는 일들의 목록을 만드십시오. 자신이 최근에 하지 않았던 것에는 별표(*)를 하십시오. 시간을 내어 그 일을 즐기기로 스스로 약속하고 그 날짜를 적어 넣으십시오.

경험	날짜

2. 자신이 참여할 수 있는 외적 관심사라고 생각되는 활동들의 목록을 만들고, 환경을 변화시킬 수 있는 방법들의 목록을 또 하나 만드십시오(장·단기를 모두 포함하여). 그다음에 그 외적 관심사를 개발하고 환경의 변화를 가져올 가장 빠른 기회를 택하도록 합니다. 활동 계획 란에는 이것을 할 수 있는 방법을 기록하십시오.

외적 관심사	환경의 변화

활동 계획:
_____
_____
_____
_____

3. 아래에 있는 빈칸에 자신이 흥미를 느끼는 적당한 운동과 놀이의 목록을 만드십시오. 예를 들어, 자신이 테니스를 즐긴다면 그것을 적습니다. 자신이 결코 달리기를 할 수 없다는 것을 알면 그것은 적지 않습니다. 한 번도 해 본 일은 없지만 즐길 수 있을 것 같은 활동들을 적어도 좋습니다. 그리고 나서 지난 1년 동안 얼마나 자주 이런 활동을 했었는지 표시하도록 하십시오. 다음의 평정 척도를 사용하십시오.(1 = 전혀 없다, 2 = 어쩌다가 한 번씩, 3= 가끔, 4 = 자주, 5 = 규칙적으로)

활동(운동이나 놀이)	활동의 빈도
_____	1 2 3 4 5
_____	1 2 3 4 5
_____	1 2 3 4 5
_____	1 2 3 4 5
_____	1 2 3 4 5
_____	1 2 3 4 5
_____	1 2 3 4 5
_____	1 2 3 4 5

위의 기록과 평정표를 다시 살펴보십시오. 자신이 충분한 운동과 놀이를 한다고 할 수 있습니까? 아니라면, 아래에 있는 칸에 이런 활동을 증가시킬 계획에 대해 써 보십시오. 될 수 있는 한 현실적으로 적도록 하십시오.

활동 계획: _____

_____

_____

_____

_____

묵언의 규칙 바꾸기

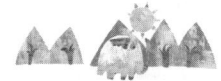

우리가 매일 얼마나 많은 규칙을 따르고 있는지 생각해 본 일이 있는가? 우리 일상생활의 거의 전부는 규칙과 관습 등에 얽매여 있다. 때때로 우리는 자신이 따르고 있는 규칙이 무엇인지 안다. 고급 식당에 가기 위해 정장을 하는 남자는 자신이 의상에 관한 규칙을 따르고 있음을 안다. 구직을 하는 사람은 장래의 고용주와 한 약속에 늦어서는 안 된다는 규칙을 안다. 우리 대부분은 아이들과의 약속을 깨서는 안 되며, 친구가 농담을 하면 웃어 주어야 하고(적어도 웃으려고 노력은 해야 하고), 다른 사람이 말하는 도중에 방해해서는 안 된다는 규칙을 알고 있으며, 또 이를 중요시한다.

반면에 우리가 그리 잘 의식하지 못하는 규칙들이 있다. 너무 당연한 것이기 때문에 전혀 규칙 같지도 않으며, 옳고 유일한 행동지침처럼 보이는 규칙들이다. 우리가 일부러 생각해 보지 않는

한 하루에 세 끼를 먹는 것은 자연스럽고 영양을 섭취하는 유일한 방법으로 여겨진다. 실상 이것은 세계의 여러 곳에서 지키지 않는 하나의 관습이다. 여러 다른 문화권에서의 생활을 공부해 본 사람들은 누구나 우리가 현실의 표상처럼 받아들이고 있는 많은 생각들이 단지 우리의 행동양식, 즉 규칙임을 알게 된다. 이런 규칙들 중 대부분은 거의 주목되지 않기 때문에 소리 내어 말하는 경우가 드물다. 이들은 묵언의 규칙들이다. 이런 규칙은 의문의 여지없이 우리가 지키며 사는 관념들이다. 이 묵언의 규칙들 중 일부는 대부분의 사람들이 공유하고 있으나 다른 일부는 특정한 사람들만이 지니고 있다.

묵언의 규칙은 우리 생활에 강력한 영향을 주며, 이것을 지키려는 노력이 스트레스의 주요 원인이 된다. 이 묵언의 규칙을 어김으로써 느끼는 실망, 좌절, 분노, 불안 및 죄책감이 대부분의 사람이 경험하는 스트레스의 큰 비중을 차지한다. 이러한 묵언의 규칙을 인식하고, 그에 도전하고, 그것을 바꾸는 것은 일상생활의 스트레스를 다루어 가는 하나의 효과적인 방식이다. 인간 행동 분야의 전문가들은 이러한 묵언의 규칙의 중요성을 오랫동안 알고 있었으며, 그중 Albert Ellis나 Aaron Beck 등은 이에 관해 집중적으로 논의하였다. 이 단원의 개념은 그들의 탁월한 업적에 기초를 둔 것이다.

묵언의 규칙에는 어떤 것이 있는가? 남 앞에 나서서 말하기를 두려워하는 사람의 예를 들어 보자. 이 사람은 친구와 다른 견해를 나타내는 법이 없다. 누가 청을 하면 거절하지 못한다. 이 행동으로 인해 경험하는 스트레스를 생각해 보자. 그런 사람은 몇 가지 묵언의 규칙에 따라 생활한다. 예컨대, 누가 나에게 화를 내도록 해서는 절대 안 된다. 혹은 나는 모든 사람을 기쁘게 해야 한다. 혹은 나 자신의 요구를 생각해서는 안 되며, 다른 사람의 요구만을 생각해야 한다.

만일 누가 나에게 화를 내도록 해서는 절대 안 된다라는 규칙에 따라 살고 있다면, 그의 많은 행동이 이 규칙에 의해 영향을 받을 것이고 그 대가를 지불하여야 한다. 다른 사람들을 기쁘게 하고 그들이 화내지 않도록 하는 데 시간을 다 써 버리면 자신의 요구와 소망은 무시되고, 스트레스는 한없이 증가한다. 다른 보편적인 묵언의 규칙은 아래와 같다.

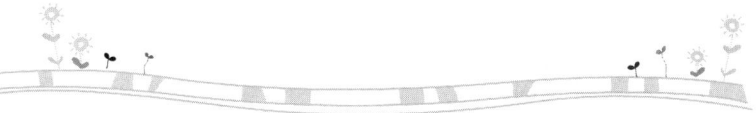

나는 결코 실수를 해서는 안 된다.
나는 결코 실패할 수 없다.
나는 바보처럼 보여서는 안 된다.
나는 언제나 열심히 일해야만 한다.
나는 결코 화를 내서는 안 된다.
나는 언제나 안전한 일만 해야 한다.

또한 다른 사람에 대한 묵언의 규칙도 있다. 이것은 다른 사람들이 우리에게 그렇게 해야만 하는 행동방식에 대한 기대다.

사람들은 나를 실망시켜서는 안 된다.
사람들은 내가 요청하는 것은 반드시 해야 한다.
사람들은 나에게 이성적으로 대해야만 한다.
사람들은 내가 하고 싶지 않은 일을 요청해서는 안 된다.

이 규칙이 깨지면 기분이 나쁘다. 스스로 세운 규칙을 깰 때는 흔히 화가 나거나 죄책감을 느낀다. 죄책감 대신에, 혹은 죄책감에 덧붙여 때로는 수치, 불안, 당혹감을 경험하기도 한다. 어떤 사람이 그 사람에 대해 우리가 정해 놓은 규칙을 깰 때 가장 흔하게 생기는 감정은 분노다. 우리는 화가 나서 '그는 그렇게 하지 말았어야 한다.' 고 말하게 된다.

자신이 화가 나거나 죄책감이 들었던 상황이나 다른 스트레스 반응을 경험했던 상황을 생각해 보자. 그런 감정으로 이끌게 된 묵언의 사고 과정을 검토할 수 있는지 알아보자. 아마 다음과 같은 것일지 모르겠다.

나는 어제 실수를 했다. 끔찍한 일이다. 나는 결코 잘못을 하면 안 되는데…… 내가 실수를 하면 그것이 내가 바보이거나 어리석다는 말이다.

아마도 내가 약하다는 뜻일 수도 있다. 다른 사람들은 나를 경멸할 것이다. 사람들은 언제나 나를 좋게 보아야만 한다. 사람들이 결코 내 약점을 알아서는 안 된다. 끔찍한 일이다. 견딜 수가 없다.

이렇게 생각한 후에 자신을 비난하게 된다. 언제나 그것을 말로 표현하는 것은 아니지만 자기 자신을 가치 없는 사람, 형편없는 범죄자 혹은 더 나쁜 사람으로 생각하여 분노와 죄책감과 수치감으로 고통 받게 된다.

당신과 함께 여행을 가기로 약속한 사람이 갑자기 그 계획을 취소하였다고 해 보자. 당신은 혼자 이렇게 말할 것이다.

> 그는 형편없는 사람이다. 사람들은 나를 실망시켜서는 안 된다. 그가 약속을 했으니 지켜야만 한다―그는 자기의 마음을 바꿀 권리가 없다. 그는 잘못했고, 이렇게 하면 안 된다. 사람들은 나와 약속한 것을 반드시 지켜야 한다.

우리가 말로 하지는 않으나, 친구가 우리가 생각하고 있는 대로 하지 않으면 그가 나쁘거나 형편없다고 생각하는 경향이 있다. 당신이 다른 사람에게 화가 났던 경우를 보면, 그것은 보통 그들이 당신이 생각했던 대로 하지 않음으로써 묵언의 규칙을 어겼기 때문일 경우다.

불안은 우리가 자신이나 다른 사람들에 관해 지니고 있는 묵언의 규칙 때문에 오는 또 다른 스트레스 정서다. 당신을 불안하게 만드는 상황을 하나 생각해 보자. 왜 그렇게 불안한가? 그것에 관하여 생각할 때 결코 깨져서는 안 된다고 확고히 믿고 있는 어떤 묵언의 규칙을 발견할 수 있을 것이다. 그 규칙에 따라 생활하지 않는다고 생각만 하여도 위협을 느낄 것이다. 당신은 '나는 절대 이 일을 하면 안 돼.'라거나 '내게는 이런 일이 일어나서는 안 돼.'라고 생각한다. 이 규칙이 깨지거나 이 요구가 충족되지 않는 것은 견딜 수 없다고 생각하게 된다. 대중 앞에 나서기를 불안해 하는 사람은 다음의 몇 가지 묵언의 규칙을 가지고 있다.

나는 대중 앞에서 실수해서는 안 된다.
사람들은 나를 좋게 보아야만 한다.
내 걱정이나 우려를 사람들이 알아서는 안 된다.
다른 사람 앞에서 결코 부족하게 보여서는 안 된다.

대부분의 불안 뒤에는 우리가 그렇게 느끼도록 만드는 묵언의 규칙이 있다.

규칙은 우리가 효과적이고 효율적으로 살 수 있도록 도와준다. 규칙 없이 살아갈 수 있는 길은 거의 없다. 그러나 우리를 어려움에 빠뜨리는 어떤 규칙들은 바뀌어야만 한다. 우리가 어떤 일이 마땅히, 반드시, 꼭 그렇게 되어야만 한다고 생각하면, 현실이 우리의 이러한 명령과 맞지 않을 때 혼란을 겪게 된다. 규칙은 명령이다. 우리가 바라는 방식대로 자신이나 다른 사람들이 존재하고, 행동하고, 생각하도록 하는 명령이다.

스트레스로 고통받는 대부분의 사람들이 반드시 많은 외적 요구에 당면하고 있는 것은 아니다. 그보다 그들은 묵언의 규칙을 통해 자신과 다른 사람들에게 많은 요구를 하는 사람들이다. 이 내적인 요구는 가장 견디기 힘든 것이다. 따라서 모든 결정을 내려야만 하고, 언제나 잘 통제되고, 책임을 남에게 넘기지 않는 관리자는 비슷한 정도의 책임을 가지고 있지만 다른 종류의 묵언의 규칙을 가진 관리자보다 더 많은 스트레스를 경험한다. '나는 언제나 성공해야 돼. 나는 심각한 실수를 하면 안 돼. 사람들에게는 언제나 단정한 모습만을 보여야 해.' 라고 말하는 여성은 스트레스를 자초하는 것이다.

이러한 규칙에 수반되는 사고 유형 때문에 생기는 어려움들이 있다. 묵언의 규칙은 희망과 선호를 요구로 바꾼다. 우리는 '전부 아니면 무' 라는 관점에서 생각하게 된다. 우리는 규칙이 깨어졌을 때 그 결과를 과장하고 지나치게 강조하는 경향이 있다. 그리고 불행하게도 규칙이 깨어진 데 대하여 자신과 타인들을 비난하는 경향이 있다.

우리 모두는 자기가 하는 모든 과업에서 성공하기를 바란다. 여기에 잘못된 점은 없다. 잘하면 기분이 좋다. 그러나 누가 이러한 희망과 선호를 요구로 바꾸면 그다음에는 '나는 모든 일에 성공해야만 한다.' 는 묵언의 규칙이 그 사람의 생각의 일부가 된다. 잘했으면 좋겠다는 생각과 잘해야만 한다는 생각 사이에는 차이가 있다. 내가 잘하고 싶었는데 어떤 일에 실패했다면 걱정되고, 실망이 되며, 약간 슬플 수도 있다. 그러나 그리 큰 문제는 되지 않는다. 만일 나는 언제나 잘해야만 하고 모든 일에 성공해야만 한다는 규칙을 믿는다면, 어떤 일에 실패했을 때 자신에게 화가 나고 부끄럽고 죄책감이 들며 심하면 우울증에 빠지게 된다. 잘하는 것에 대한 선호를 요구로 바꾸면 많은 스트레스가 오게 된다.

묵언의 규칙은 때때로 실무율적(all-or-nothing) 사고를 수반한다. '규칙을 따르면 나는 훌륭한 사람이다. 규칙을 깨면 나는 아주 형편없는 사람이다.' 따라서 무엇이든지 잘하려고 안절부절 못하는 사람은 좋은 경험을 할 때는 자신이 훌륭하다고 생각하고, 자신이 잘못할 때는 바보이거나 형편없는 사람으로 생각한다. '사람들은 나를 실망시켜서는 안 된다.'는 규칙을 가진 사람들은 일이 잘되어 가는 한 당신을 진정한 친구로 생각하지만, 그가 처음으로 당신에게 실망하는 순간 당신을 더 이상 친구가 아니라고 결론 내린다. 이렇게 극단적으로 움직이는 우리의 생각이 스트레스를 만든다.

우리는 묵언의 규칙을 깨뜨렸을 때 그 중요성을 과장하거나 지나치게 강조하는 경향이 있다. 내가 가져야만 한다고 생각하는 것을 가지지 못한다면 그것은 끔찍한 일이 아닐 수 없다―그냥 실망스럽거나 운이 없는 것이 아니라 끔찍한 일이다. '대중 앞에서는 절대로 실수하면 안 된다.'는 규칙을 가지고 있는 사람은 그런 일이 일어났을 때 참아낼 수 없다. 남 앞에서 실수한다는 것을 생각만 해도 불안해진다. '나는 견딜 수 없다. 나는 살아갈 수가 없다.' 이것은 묵언의 규칙을 깨뜨린 데 대한 과장된 반응이다. 실상 우리가 그렇게 해야만 할 때 견딜 수 없거나 함께 살아갈 수 없는 일은 거의 없다.

좀 더 심각한 것은 묵언의 규칙이 깨어졌을 때 자기와 다른 사람들을 무시하는 경향이다. 규칙이 요구하는 바에 따라 생활하지 않는 자신과 타인을 낮추어 보게 된다. 만일 당신이 '나는 결코 이성을 잃어서는 안 된다' 라는 규칙을 가지고 있다면, 자신이 이성을 잃게 되었을 때는 스스로를 나쁜 사람이거나 형편없는 사람으로 여기게 될 것이다. 만일 당신이 '다른 사람들이 반드시 나의 요구를 알고 있어야 한다' 는 규칙을 가지고 있다면, 그들이 그렇게 하지 않았을 때 그 사람들을 나쁜 사람이거나 악당이라고 생각하게 된다.

이러한 묵언의 규칙에서 생겨나는 스트레스를 어떻게 하면 줄일 수 있는가? 첫째, 그것을 인식하는 것이다. 우리는 이 규칙들을 너무 당연한 것으로 생각하여 그것들이 있는지도 모른다. 자신이 경험하는 스트레스 상황을 점검해 보자. 특히 분노, 불안, 죄책감 및 우울과 같은 감정을 포함하는 상황을 검토하고 자신의 반응 뒤에 숨어 있는 묵언의 규칙을 알아보자. 의무와 당위성을 찾아보자. 계속해서 자기 자신에게 '이 상황에서 왜 이렇게 느끼는가? 나는 나 자신에 대해 어떤 명령을 하는가?' 를 자문해 보라. 묵언의 규칙을 발견하기 전에 그 상황에 관해 생각해야 하는 경우도 있을 것이다. 그러나 몇 번 해 보면 곧 익숙해진다. 이것은 사실 묵언의 규칙에 관한 항목표를 만드는 것이다. 항목표 작성 방법에 관한 제안을 참조하기 바란다(방법 1. '항목표 만들기' 참조).

둘째, 이 규칙들에 따르는 생각을 검토한다. 실무율적 사고와 묵언의 규칙에 수반되는 과정에 주의해서 안목을 키우도록 하자. 자신이 세운 규칙에 따라 생활할 수 없을 때, 그 때문에 자신을 형편없고 약한 존재로 생각하는지를 알아보자. 자신이 요구하는 대로 따라가지 않는다고 다른 사람들을 강하게 비난하는지에 대해 주의하라. 실무율적 사고나 과장된 반응을 하고 있지는 않은지 주의 깊게 살펴보자.

셋째, 사람들에게 이야기한다. 자신의 규칙을 그들에게 말하고 그들의 반응을 살펴보라. 그 사람들이 당신에 대해 가지고 있는 규칙도 말하도록 하라. 규칙을 소리 내어 말하는 것만으로도 도움이 된다. 그렇게 함으로써 불합리성을 내보이고 그렇게 당연한 것으로 간주하지 않도록 해 주기 때문이다. 다른 사람들의 규칙을 비판적으로 검토하는 동안 자신의 것도 비판적으로 검토할 수 있게 될 것이다.

넷째, 규칙에 도전한다. '왜 나는 이런 방식으로 생각해야만 하는가? 내가 이 규칙에 따라야만 한다고 누가 그러는가? 왜 나 자신에게 이렇게 명령해야 하는가? 왜 사람들은 내가 바라는 대로 살아야 하는가?' 등을 질문해 보자. 다음과 같은 질문을 해 볼 수도 있다. '나의 규칙에 따르지 않는다면 끔찍한 일인가? 언제나 내가 스스로 정한 명령에 따르지 않으면 실패자인가? 사람들이 내가 바라는 대로 행동하지 않는다면 그는 형편없는 사람인가? 내 반응이 정말로 과민반응이 될 수 있는가?' 불행하게도 이러한 규칙들은 깊이 뿌리박힌 신념에 근거하고 있어서 쉽게 변화되지 않는다. 그러나 그들에 대한 도전을 시작할 수는 있으며 이 도전을 반복할 수 있다.

다섯째, 규칙을 바꾼다. 자신이 이제까지 따르던 규칙 대신에 더 합리적이고 심하지 않은 규칙으로 바꾸자. 예컨대, 자신의 규칙이 '나는 언제나 최선을 다해야만 한다' 라고 가정하자. 이 규칙 뒤에는 보통 '내가 최선을 다하지 않는다는 것은 끔찍하다' 라는 또 다른 규칙이 있다. 이를 더 합리적인 규칙, 즉 '나는 최선을 다하는 것이 좋다, 내가 최선을 다할 때는 기분이 좋다, 그러나 인간적이 되는 것도 괜찮다, 내가 목표에 미달하더라도 그렇게 끔찍한 일은 아니다' 로 바꾸자. 다음에 몇 가지 묵언의 규칙과 그 개정안이 있다.

묵언의 규칙	개정된 규칙
나는 대중 앞에서 결코 실수를 해서는 안 된다. 내가 어리석은 행동을 하는 것을 사람들이 본다면 그것은 견딜 수 없는 일이다.	나는 대중 앞에서 실수하지 않는 것을 더 좋아한다. 그러나 내가 실수를 한다 해도 그것이 세상의 종말은 아니다. 내가 실수하는 것을 사람들이 보는 것이 싫지만 견디어 낼 수는 있다.
사람들은 나를 좋게 보아야만 한다. 다른 사람들이 나를 좋아하지 않는 것은 끔찍한 일이다.	나는 사람들이 나를 좋게 봐 주는 것이 좋다. 그렇지 않다면 나는 분명히 싫을 것이다. 그러나 어떤 사람이 나를 좋아하지 않더라도 견디어 낼 수는 있다. 더욱이 누군가 나를 좋아하지 않더라도 나는 나 자신을 좋아할 수 있다.
사람들은 나를 실망시켜서는 안 된다. 나를 실망시키는 사람은 그럴 권리가 없다. 나를 실망시키는 사람은 어딘가 잘못된 사람이다.	내가 바라는 대로 사람들이 약속을 지키고 행동한다면 인생은 더 쉬울 것이다. 나는 때때로 사람들이 그렇게 하지 않는다는 것을 안다. 나는 그들이 내 잘못을 받아들이기를 원하는 만큼 그들의 잘못도 받아들인다. 나는 사람들이 내가 원하는 그대로이기를 기대하지 않는다.

사람들은 나를 실망시켜서는 안 된다. 나를 실망시키는 사람은 그럴 권리가 없다. 나를 실망시키는 사람은 어딘가 잘못된 사람이다.	내가 바라는 대로 사람들이 약속을 지키고 행동한다면 인생은 더 쉬울 것이다. 나는 때때로 사람들이 그렇게 하지 않는다는 것을 안다. 나는 그들이 내 잘못을 받아들이기를 원하는 만큼 그들의 잘못도 받아들인다. 나는 사람들이 내가 원하는 그대로이기를 기대하지 않는다.
사람들은 내가 원하지 않는 일을 나에게 요청해서는 안 된다.	나는 사람들이 내가 원하지 않는 요청을 하지 않았으면 좋겠지만, 그 사람들이 내가 원하는 게 무엇이고 원하지 않는 것이 무엇인지 알 것이라고 기대할 수는 없다.

일반적으로 개정된 규칙은 절대성과 당위성을 선호로 바꾼 것이다. 그리고 우리가 바라는 대로 일이 되지 않을 때 그 상황이 끔찍하고, 무서운 일이며, 견디어 낼 수 없는 것이라기보다는 좋아하지는 않지만 견디어 낼 수 있는 것으로 본다. 연습 1을 통해 묵언의 규칙을 바꾸는 연습을 할 수 있다.

여섯째, 원래의 묵언의 규칙에 따라서 생각하는 것과 개정된 규칙에 따라 생각하는 것의 차이에 주목한다. 연습 2가 그 방법을 알려 줄 것이다. 개정된 규칙에 따라서 생각할 때, 자신과 타인에 대하여 얼마나 더 좋은 기분을 가질 수 있는가를 알게 되면 원래의 묵언의 규칙을 좀 더 쉽게 바꿀 수 있을 것이다.

| 연습 exercise |

1. 자신이 스트레스를 느끼는 4개의 상황을 선택하십시오. 특히 화나게 하는 상황, 죄책감을 주는 상황, 불안하게 하는 상황 및 다른 유형의 상황을 하나씩 택하십시오. 각 상황을 몇 개의 문장으로 서술하십시오. 그리고 나서 각 상황을 주의 깊게 생각한 후 '내가 왜 그렇게 했는가?' 하고 자신에게 물어보십시오. 자신이 어떤 묵언의 규칙에 따라 반응했는가를 발견할 때까지 계속 묻습니다. 묵언의 규칙은 때때로 알아내기가 어렵다는 것을 기억하십시오. 이 책에 있는 예들이 도움이 될 것입니다. 묵언의 규칙을 기록하십시오. 그리고 더 이성적이고 스트레스를 덜 받는 개정된 규칙을 적어 보십시오.

상황 1. 분노:
_____
_____

묵언의 규칙: _____
개정된 규칙: _____

상황 2. 죄책감:
_____
_____

묵언의 규칙: _____
개정된 규칙: _____

상황 3. 불안:
_____
_____

묵언의 규칙: _____

개정된 규칙: _____

상황 4. 기타: _____

_____

_____

묵언의 규칙: _____

개정된 규칙: _____

2. 의자에 편안하게 앉아서 눈을 감고 연습 1에서 서술하였던 상황에 놓여 있는 자기 자신을 상상하십시오. 몇 분 동안 그 상황을 공상한 후, 될 수 있는 한 생생하게 그것을 경험하도록 하십시오. 개정된 규칙을 떠올려서, 원래의 묵언의 규칙이 아닌 개정된 규칙에 비추어 그 상황에 놓여 있는 자신을 상상하십시오. 이 새로운 규칙에 따르면 어떻게 다른 반응을 하게 되는지에 주목하십시오. 연습 1에 있는 모든 상황에 대해 이를 반복하고 그에 따른 자신의 반응을 아래에 기록하십시오.

이 연습에 대한 반응: _____

_____

_____

_____

_____

_____

_____

스트레스 해소방안을 사용하기

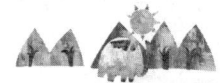

어떤 사건에 대한 우리의 반응은 그 사건 자체 못지않게 스트레스의 근원이 된다. 자신에게 일어나는 일과 외부의 요구를 보는 견해가 얼마나 많은 스트레스를 경험하느냐에 큰 영향을 준다. 따라서 우리의 사고방식에 따라서 스트레스가 좌우된다. 앞에서 묵언의 규칙을 바꾸는 것이 스트레스를 일으키는 사고방식을 다루어 가는 한 가지 방법임을 알았다. 또 다른 방법은 스트레스 해소방안을 사용하는 것이다.

스트레스 해소방안(혹은 이 아이디어의 만든 Daniel Meichenbaum이 인지행동수정에서 언급한 대로 '스트레스 면역')은 스트레스를 일으키는 사고를 침착한 사고로 대치시키는 것을 말한다. 생각은 혼잣말의 한 유형이다. 그리고 우리는 한꺼번에 두 가지 생각에 집중할 수 없기 때문에 스트레스 해소방안을 되풀이하면 다른 생각을 마음에서 몰아낼 수 있다. 이렇게 하여 스트레스를 더해 주는 혼잣말을 제거해 나갈 수 있다. 스트레스를 일으키는 혼잣말을 침착한 혼잣말로 더 많이 바꾸어 갈수록 어려운 상황에 더 잘 반응할 수 있다.

예를 들어, 친구가 당신을 매우 화나게 했다고 가정해 보자. 친구가 약속을 어겼을 수도 있으나 그 사람에게 화를 내고 있는 동안에 그에 대한 분노가 당신의 기분을 더 나쁘게 할 수도 있다. 당신은 깨진 약속으로 인한 좌절뿐 아니라 분노로 인한 불쾌감까지 경험하게 된다. 그러한 분노의 방해를 받지 않고 어떻게 이 상황에 반응할 수 있겠는가? '그래, 그 친구는 약속을 잘 깨뜨리는 사람이야. 좋다, 화를 내지 않고도 견디어 낼 수 있다.'라고 혼잣말을 할 수 있다.

상관이 당신의 근무성적에 대한 보고서를 준비하는 직무평가 상황을 생각해 보자. 당신은 그 보고서를 아직 못 보았고 그래서 무엇이라고 했는지 걱정이 된다. 이 평가에 대한 자신의 불안을 감소시키려면, 그 보고서에 무어라고 했든 간에 '내가 침착하고 또 객관적이려고 노력한다면 잘 다루어 나갈 수 있을 것이다.'라는 스트레스 해소방안을 사용하면 된다.

어떤 사람들은 할 일이 많은데 그 일을 할 시간이 없어 스트레스를 받는다. 그들은 앞일을 예상할 때 극도의 불안 상태에 빠지게 되고, 제 시간에 일을 해낼 수 있을지 염려한다. 이 상황에 대한 스트레스 해소방안은 다음과 같다. '나는 한 번에 한 가지씩 할 것이다. 가능한 일을 하고, 다가오는 대로 하겠다. 내가 불안해한다면 일이 오히려 더 나빠질 뿐이다.' 자기수용이 부족하면 '나는 인간이다. 그러므로 불완전하다. 다른 사람들도 마찬가지다. 나는 자신에게 불합리한 요구를 하지 않을 것이다.'라는 말이 도움이 될 수 있다.

원하지 않던 특별한 정서적 반응을 다루어 나가기 위하여 몇 가지 스트레스 해소방안을 개발할 수 있다. 불안을 줄이는 방법은 아래와 같이 말하는 것이다.

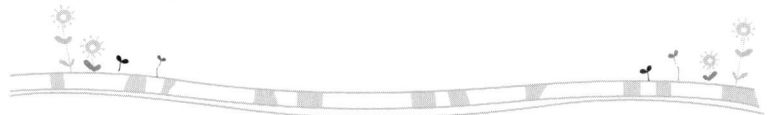

침착해. 걱정하지 마. 네가 다룰 수 없는 일은 없어.
느긋하게. 천천히 해. 어떤 경우도 너를 파괴할 수는 없다.
일을 잘 생각해 보자. 그 일은 그렇게까지 중요하지 않을 수도 있어.

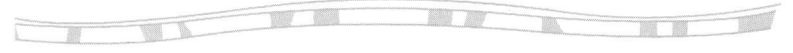

우리가 묵언의 규칙에서 논의하였듯이 분노는 우리가 좋아하지 않는 사람이나 사건과 마주쳤을 때 생기며, 또 우리가 일어나기를 원하지 않는 일은 일어나지 않아야만 한다는 생각 때문에 생긴다. 묵언의 규칙을 바꾸는 것 이외에도 다음과 같은 스트레스 해소방안을 사용하여 분노를 감소시킬 수 있다.

• 이것 때문에 화낼 필요는 없다. 사람들이 언제나 내가 원하는 대로

행동하는 것은 아니다.
- 사람들은 내 기대를 만족시키기 위해 존재하지는 않는다. 그냥 자기 자신일 뿐인 사람들에게 어째서 화를 내는가?
- 화낸다고 득될 것은 없다. 화를 내면 기분이 나쁘다. 좀 더 이성적인 행동을 하도록 하자.
- 현실에 대해 화를 낸다고 해서 그 일을 다루는 데 도움이 되지는 않는다. 이 상황이 나를 압도하도록 두지는 않겠다.

무슨 일이 일어날 것인지 잘 모르는 새로운 상황에 부딪치게 되면 다음과 같이 말할 수 있다.

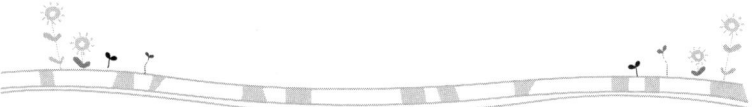

- 나는 다른 어려운 상황도 헤쳐 나왔다. 이 일도 분명히 이겨 나갈 수 있다.
- 무슨 일이 일어날지를 잘 모르니까, 지금 내가 하고 있는 일이 옳은지도 잘 모르겠다. 단지 최선을 다할 뿐이다.

이러한 일반적인 해소방안에 덧붙여 당신이 당면하는 특수한 상황에 맞는 다른 해소방안을 개발할 수도 있다. 그렇게 하는 데 이 단원의 연습이 도움이 될 것이다. 또 이 연습을 통해 스트레스 해소방안을 사용하는 경험을 할 수 있다. 일반적인 해소방안도 쓸모가 있으나 자기 자신의 개인적 상황에 맞추어 개발한 것이 가장 좋다.

스트레스 해소방안을 마련할 때는 주의 깊게 말을 만들어야 한다. 가능하면 짧은 것이 좋다. 긍정적인 단어를 사용하라. 즉, '나는 ……를 두려워하지 않는다' 보다는 '나는 침착하게 ……할 것이다' 가 좋다.

해소방안은 합리적이어야 한다. '나는 언제나 선두를 지킬 것이다.' 혹은 '내가 원하는 대로 무슨 일이든 될 것이다.' 보다는 '나는 무슨 일이든 다루어 갈 수 있다.' 라고 말하자. 자신의 스트레스 해소방안을 카드나 쪽지에 써서 그것을 외우거나 휴대하고 다니자.

스트레스 해소방안을 부주의하게 혹은 기계적으로 사용해서는 안 된다. 이것은 마술이 아니다. 또 생각 없이 단순한 문장을 반복해 보아야 별 도움도 안 된다. 자신의 스트레스를 일으키는 혼잣말을 생각해 보고, 그 상황에 접근할 수 있는 더 합리적인 방법이 무엇인가를 스스로 물어보자. 스트레스 해소방안은 당신이 그것을 믿을 때 도움이 된다. 적어도 자신의 현재 생각에 대해 이성적인 대안이 된다고 믿을 때 도움이 된다. 그것을 진지하게 생각할 때 효과가 나타난다.

수면 전 암시는 하나의 특수한 스트레스 해소방안이다. 이것은 잠자리에 들기 전에 해소방안을 천천히 그리고 주의 깊게 스무 번씩 반복하는 것이다. 잘 준비를 모두 마친 후에 자리에 누우면 마음은 가장 암시받기 쉬운 상태가 된다. 스트레스 해소방안을 천천히 그리고 주의 깊게 반복하라. 그리고는 오른쪽 새끼손가락으로 바닥을 가볍게 친다. 두 번째 반복에서는 오른손의 약지로 한다. 한 번씩 반복할 때마다 손가락을 옮기고 왼손은 엄지부터 새끼손가락 방향으로 옮겨간다. 그다음에 다시 왼손 새끼손가락에서 오른손 새끼손가락까지 되돌아가면 한 과정이 끝나는 것이다. 이 절차를 반복하는 동안 잠들지 않도록 주의하면서 일주일 동안 매일 밤 되풀이한다. 첫 주가 지나면 같은 절차를 반복하되 이때는 꼭 깨어 있으려고 애쓸 필요는 없다. 천천히 그리고 주의 깊게 이것을 반복하고 있는 동안에 잠들어 버리면 전 과정이 끝나지 않았더라도 괜찮다. 그 문장이 자기 생각의 일부가 되었다고 느낄 때까지 계속하라. 한 번에 한 가지의 암시만을 사용해야 한다.

수면 전 암시는 매우 효과적이다. 시간과 노력이 필요하지만 그만한 가치가 있는 일이다. 많은 사람들이 수면 전 암시를 스트레스 해소방안으로 사용하고 있다. 예를 들어, 대중 앞에서 말하기를 두려워하는 사람은 '나는 침착하고 자신감 있게 대중 앞에서 말한다.'라는 암시로써 도움을 받을 수 있다. 어째서 이 방법이 효과가 있는지는 아직도 수수께끼이지만, 이 지시를 주의 깊게 따르면 수면 전 암시는 매우 쓸모 있는 기법이다.

연습 exercise

1. 자신에게 스트레스가 되는 상황을 적어도 세 개 선택하십시오. 각 상황을 짧게 기술하십시오. 책에 나와 있는 지시와 예문들을 사용하여 각 상황에 대한 스트레스 해소방안을 주의 깊게 써 보십시오.

상황 1: _____

_____

스트레스 해소방안: _____

_____

_____

상황 2: _____

_____

스트레스 해소방안: _____

_____

_____

상황 3: _____

_____

스트레스 해소방안: _____

_____

2. 의자에 편안히 앉아 눈을 감고 연습 1에서 기술한 상황을 상상해 보십시오. 몇 분 동안 그 상황을 상상하여, 될 수 있는 대로 생생하게 그것을 경험하십시오. 그리고 침착하고 조심스럽게 그 상황에 대한 자신의 스트레스 해소방안을 반복하십시오. 자신의 반응에 대한 해소방안의 효과에 주목하십시오. 같은 일을 연습 1에 있는 다른 상황에 대해서도 되풀이해 보고, 아래에 그에 대한 반응을 기록하십시오.

_____
_____
_____
_____

3. 가장 많은 스트레스를 주는 상황에 대한 스트레스 해소방안을 선택하여 교재에 있는 지시를 따라서 적어도 2주일 동안 수면 전 암시를 해 보십시오. 당신이 원한다면 더 오래 해도 좋습니다. 그 후에는 다른 스트레스 해소방안을 반복하십시오. 단, 반드시 한 번에 하나의 수면 전 암시만을 사용해야 합니다. 이 연습에 대한 자신의 반응을 기록하십시오.

이 연습에 대한 반응: _____
_____
_____
_____

4. 작은 독서카드에 세 개의 중요한 스트레스 해소방안을 기록하십시오. 그것을 거울에 붙이거나 가지고 다니면서 적어도 하루에 한 번씩 주의 깊게 검토하십시오.

이 연습에 대한 반응:
_____
_____
_____
_____

불확실성을 견디기

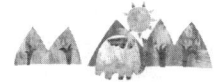

일반적으로 상황이 더 모호하고 불확실할수록 그것을 다루어 나가고자 할 때 더 스트레스가 된다. 취직을 위한 면접시험은 대부분의 사람들에게 스트레스를 준다. 그리고 면접에서 무엇을 물어볼지, 어느 정도 실력 있는 사람을 찾는지, 무엇을 기대하는지 등을 모르면 더욱더 불안해진다. 은퇴 그 자체는 하나의 도전이 될 수 있으나, 은퇴를 앞둔 사람이 어떤 형태로 은퇴하게 될지, 경제적인 형편은 어떻게 될지, 언제 은퇴할 것인지를 모른다면 어려움이 클 것이다. 우리는 할 수 있을 때마다 정보를 얻거나 적당한 행동을 취하여 불확실성을 감소시키려고 노력해야 한다. 이것은 과제에 대한 활동을 하는 것으로, 제4장에서 다루고 있다(방법 17. '불확실성을 감소시키기' 참조).

그러나 많은 경우에, 적어도 그 순간에는 완전한 해답을 얻기 어려운 의문들이 있다. 그럴 경우에는 불확실성을 견디는 것을 배워야만 한다. 당신이 보고서를 준비한다고 생각해 보자. 무엇을 기대하는지 알아보고, 모든 지시문을 확인하고, 어떤 것이 받아들여지고 어떤 것이 안 받아들여지는지 알아보기 위해 선배들의 말을 참조한다. 이 정도면 80%의 불확실성은 제거될 수 있다. 훌륭하다! 그러나 아직도 20%가 남아 있다. 당신은 아직도 어떻게 해야 다른 사람들의 요구나 기대에 맞출 수 있는지 확신할 수 없다. 이런 불확실성을 참아내도록 배우는 것이 스트레스를 관리하는 중요한 방법이다.

다행히도 어떤 사람들은 불확실성에 당면했을 때나 모호성을 견디는 데 별 어려움을 느끼지 않는다. 그러나 어떤 사람들은 불확실성과 모호성이 증가할수록 스트레스도 증가한다. 자신이 가진 의문에 대한 답을 얻을 수 없을 때마다 당황하고 혼란을 겪는다. 그들에게는 불확실성이 있다는 자체가 고통스럽다. 그런 경우에는 불행한 결과가 뒤따르게 되는데, 그중 가장 흔한 형태가 바로 성급한 종결이다. 이 말은 어떤 사람이 결론으로 껑충 뛰어들어 확실한 근거가 전혀 없는데도 그 결론에 매달리게 되는 경향을 의미한다. 그 사람은 "내 의문에는 해답이 없고, 나는 그것을 견딜 수 없으므로, 내가 해답을 만들어 내서 그것을 고수할 것이다."라고 말하는 것 같다. 그런 사람은 불확실한 상태보다는, 비록 틀린 답일지라도 어떤 답이 있을 때 더 편안하다.

어떤 사람은 이성 친구와의 불확실한 관계가 견딜 수 없어서 상대방이 자기에게 더 이상 관심이 없다고 결정하고 그 관계를 끝내기도 한다. 상대방은 아직도 그 사람에게 관심이 있을지도 모르지만, 그는 이 불확실성을 다루어 갈 수 없기 때문에 전혀 관계를 갖지 않는다는 확실성과 이것을 바꾸는 것이다.

많은 사람들이 가치와 도덕상의 혼란을 경험한다. 인생에 관한 의문이 클수록 불확실성도 더 크다. 때때로 다양한 종교와 철학적 체계(보수주의와 급진주의의 문제, 성 관습의 변화, 정치 체계의 경쟁 등)에 관하여 생각할 때 혼동이 일어나고 불안해진다. 어떤 사람들에게는 인생의 중요한 이슈에 관해 알지 못한다거나 확고한 입장을 갖지 못한다는 것이 대단히 걱정스럽고 위협적이다. 그리하여 그들은 불확실성에서 도망하여 모든 해답을 제공하고, 모든 의심을 제거하는, 완고하고 경솔한 체계를 받아들인다.

많은 사람들이 교조주의적인 종교나 정치 체계에 빠져드는데, 그 이유는 그렇게 하면 더 이상 생각할 필요가 없기 때문이다. 그들은 결정해야 하는 데서 오는 불안을 덜어낸다. 모든 해답을 손에 쥐어 주므로 그들은 그 확실성 속에서 안전함을 느낀다. 물론 이것이 어떤 종교나 정치적 체계의 타당성이나 유용성을 의심해서 하는 말은 아니다. 또한 특정 체계를 옹호하는 것이 단순히 모호성에서 도망가기 위한 것이라는 말도 아니다. 어떤 세계관을 사려 깊게 받아들이는 것은 그 사람의 특권이다. 여기에서 우리가 문제 삼는 것은 모호성에서 오는 스트레스를 다루어 가는 수단으로 경솔하게 확실성으로 달려가는 것이다.

모호성을 견디는 것을 어떻게 배울 수 있겠는가? 다음의 4단계가 도움이 될 것이다.

- 1단계: 모호성을 견딜 필요가 있음을 인식한다. 우리가 아무리 노력한다 하더라도 어떤 상황에서 알고자 하는 바를 모두 알아낼 수 없을 때가 있다는 사실을 받아들여야 한다. 해답이 없는 질문이나 밝혀지지 않는 논제들이 있기 마련이다. 그럴 경우, 가장 이성적인 접근법은 그 불확실성을 견디어 낼 필요가 있음을 인식하는 것이다.
- 2단계: 자기 자신에게 '좀 불확실하면 안 되는가? 무엇 때문에 알아야만 하는가?' 라고 묻는다. 이 질문에 대한 자신의 생각을 탐색하는 동안 불확실성은 불가피하게 혼란을 주는 것이며, 자신이 항상 확실성이 필요하다는 가정을 하고 있음을 발견할 수도 있다. 그리고 다른 방식으로 생각하는 방법을 배울 수 있다.
- 3단계: '나는 확실해야만 한다.' 라는 규칙을 포기하는 작업을 한다. 이 규칙은 우리가 지니고 살아갈 수 없는 것이며, 우리의 인생에 부과할 수 없는 명령이다. 우리가 신중하고 성실하게 하려고만 한다면 그 규칙을 포기할 수 있다(방법 7. '묵언의 규칙 바꾸기' 참조).
- 4단계: 불확실성의 장점을 살펴보고 그것이 때로는 우리가 가지는 이득에 대한 대가임을 인식한다. 만약 교수가 학생들에게 과제를 내주면서 어떤 주제를 택해도 좋다고 한다면 어떻겠는가? 이 과제를 처음 받을 때 느끼는 '선택의 자유' 는 '주제를 무엇으로 해야 적당한가?' '과제의 길이는 어느 정도여야 하는가?' 등이 염려되면서 곧 불안으로 바뀔 것이다. 결국

학생들은 "어떤 주제로 할지 말씀해 주시면 훨씬 더 좋겠습니다."라고 말할 것이다. 불확실성은 자유로운 선택을 위해 치러야 할 대가다. 어느 정도의 불확실성을 가지지 않고는 스스로 자유롭게 선택할 수가 없다. 어떤 것을 선택한다는 것은 나머지 것을 포기한다는 것을 의미하기 때문에, 결정하는것은 쉬운 문제가 아니다. 스스로 선택한 바에 따라 자신의 에너지와 자원을 사용할 수 있는 직업이 가장 흥미로운 직업이라고 할 수 있다. 우리가 원하는 대로 할 자유가 있다면 거기에 따라오는 불확실성은 환영할 만하다. 이러한 장점을 가진 불확실성은 견디어 내야만 한다.

연습 exercise

1. 지금 당장 감소시킬 수 없는 불확실성을 가진 당면한 상황을 하나 생각해 보십시오. 적어도 어느 기간 동안 참아내야만 하는 정보와 지식의 부족, 생소함, 모호성 등을 생각해 보고 이들을 아래에 기록하십시오.

상황 :
_____
_____

불확실성의 정도:
_____
_____

(다음 질문에 대하여 하나씩 주의 깊게 생각한 후에 그 답을 빈칸에 적으십시오.)
이 불확실성을 견딜 필요성을 인식하기 위해 자기 자신에게 무엇이라고 말할 수 있겠는가?
_____
_____
_____

자신이 이 불확실성을 감소시키고 싶기는 하지만 그렇게 해야 할 절대적인 필요성이 있는가? 불확실하더라도 계속 지낼 수는 없는가?
_____
_____
_____

나는 확실해야만 한다는 규칙을 포기할 수 있는가? 그 이유는?
_____
_____
_____

이 상황의 불확실성은 어려움이 있음에도 불구하고 어떤 장점이 있는가?
_____
_____
_____
_____

2. 스트레스 해소방안은 스트레스를 일으키는 생각을 차분한 생각으로 대치함으로써 스트레스를 감소시키고자 세심하게 만들어진 문장입니다. 불확실성을 다루는 스트레스 해소방안의 하나로 다음의 예를 들 수 있습니다. '나는 불확실한 것이 불편하기는 하지만, 더불어 살아갈 수 있다. 나는 불확실한 것을 더 좋아하지는 않지만, 어느 정도의 불확실성은 견딜 수 있다.' 아래의 빈칸에 연습 1에서 기록한 상황에 대하여 자신의 스트레스 해소방안을 기록하십시오.

스트레스 해소방안:
_____
_____
_____
_____

변화를 예상하기

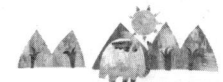

    이 책에서는 스트레스 상황을 우리 내부에서 불쾌감과 불안감을 일으키는 것으로 정의하였다. 불쾌감과 불안감을 일으키는 상황은 우리가 스트레스를 느낄 가능성을 높인다. 앞 단원에서는 스트레스에 미치는 불확실성의 효과를 논의하였다. 어떤 상황이 스트레스를 주는 또 다른 특성은 돌발성과 의외성이다. 우리가 경계하지 않을 때, 혹은 불시에 나타나는 아주 사소한 문제도 스트레스를 증가시킬 수 있다. 자동차 타이어의 바람이 빠지는 것과 내가 예상하지 않았던 타이어의 고장은 별개의 문제다. 내가 일을 할 때 방해가 있을 것을 아는 것과 내가 예상하지 않았던 방해를 받는 것은 별개의 문제다. 갑작스럽게 그리고 의외로 일어나는 일은 우리가 예상하였던 것보다 더 스트레스를 준다. 변화를 예상하기를 배우면 놀라움에 사로잡힐 가능성은 줄어든다.

    우리가 분별없이 미래는 과거와 똑같을 것이라고 가정하면 스트레스는 증가한다. 내가 좋아하는 상급자가 언제나 나와 함께 일해 줄 것이며, 또 새로운 상급자도 지금의 상급자와 같은 원칙을 가지고 있을 것이라고 가정하는 것은 얼마나 어리석은 일인가? 자녀를 여러 명 둔 부모들은 둘째나 셋째가 첫째 아이와 같은 방식의 행동을 보일 것으로 가정하는 것이 잘못임을 알려 줄 것이다. 세월이 지나감에 따라 당신의 배우자도 변한다. 둘이 함께 하던 일들이 매력을 잃어버릴 수도 있다. 최근 수십 년 동안 많은 부인들이 오늘날 세계에서 여성이 가지는 의미에 대하여 그들이 가지고 있는 생각을 바꾸었다. 이는 많은 남편들을 놀라게 했다. 그리고 당신도 물론 변한다. 40세 때의 당신의 흥미, 가치 및 목표들은 20세 때의 것과 다르다.

지난 수십 년간 우리가 경험한 많은 변화를 생각해 보자. 민권운동, 여성운동, 성의 해방, 에너지에 대한 사고의 변화, 물가고 등 여러 가지가 있다. 몇 년 전만 하더라도 누가 대규모 공장들이 재정적 곤란을 겪거나, 노동쟁의에 의해서 도시가 마비되리라고 생각이나 했겠는가? 자녀가 둘도 많다고 인구걱정을 하던 나라에서 저출산 문제로 고민할 줄 누가 알았겠는가?

우리의 미래에도 역시 변화가 온다. 우리는 이미 컴퓨터와 관련기술의 계속적인 성장이 통신산업계에 혁명을 가져온 것을 알고 있다. 오늘날 우리의 직업 구조도 바뀔 수 있다. 육아법과 대인관계에 관한 아이디어는 분명히 변할 것이다. 10년 뒤에 우리가 하는 일과 생각들은 놀라운 것이 될 것이다.

국가적인 차원에서의 변화도 중요하지만 자기 생활에서 일어나는 독특한 변화만큼 중요하지는 않다. 이 방법에 대한 연습에서 당신이 당면한 특정 상황을 생각하고 어떤 변화가 일어날 것인지를 예상해 보도록 하자. 이 변화들은 유쾌할 수도 불쾌할 수도 있다. 변화를 예상하는 습관과 모든 것이 언제나 현상유지를 할 것이라는 가정에 안주하지 않는 습관을 들이면, 변화를 예상할 수 있고 따라서 돌발성과 의외성을 감소시킬 수 있다.

연습 exercise

아래에는 중요한 생활 영역의 목록이 있습니다. 빈칸에 각 영역에서 다음 주, 다음 달 혹은 내년에 어떤 변화가 있을지를 적어 넣도록 하십시오. 기타에는 여기에 제시된 이외의 영역에 관하여 적습니다.

직업:
___
___
___

가족:
___
___
___

친구관계:
___
___
___

재정형편:
___
___
___

건강:
___
___

기타:

유능성을 개발하기

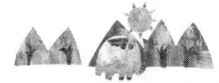

오늘날의 복잡한 세상에서 성공적으로 살려면 상당히 유능해야 한다. 잠시 동안 당신이 매일 사용하는 모든 유능성(competency)에 대해 생각해 보자. 당신이 성공적으로 할 수 있는 모든 일들, 더 나아가서 필요한 유능성이 없어서 스트레스를 겪게 된 특정 상황을 생각해 보자. 사소한 집안 수리라도 할 줄 모르면 기술을 가진 사람의 힘을 빌려야 한다. 어떻게 친구를 사귀는지 모르는 사람은 더 외로움을 겪어야 한다. 춤이나 스포츠를 할 줄 모르는 사람은 사회생활에서 아주 불리하며 이 때문에 고통을 겪을 것이다.

유능성은 일상생활에 도움을 주는 기술이나 지식을 말한다. 유능성은 재능(피아노 연주)이나 고도의 전문적인 기술(유리 세공)에만 한정되는 것이 아니라 매일 사용되는 수많은 기술들을 전부 포함한다. 가장 싼 값에 물건을 살 수 있는 방법을 아는 것은 하나의 유능성이다. 시험공부 방법을 아는 것도 유능성이다. 농담을 할 줄 아는 것도 유능성이다.

　예를 들어, 자신과 주변을 깨끗이 한다는 단순한 문제를 생각해 보자. 외계에서 온 방문자가 처음으로 슈퍼마켓에 가서 세제를 산다고 해 보자. 옷을 세탁하려면 거기에 필요한 물건들을 살펴보아야 한다. 몸을 씻으려고 하면 그 목적에 맞는 비누는 또 다른 선반에 있다. 머리를 감으려면 물론 또 다른 선반을 보아야 한다. 이제까지 본 제품들은 세차를 하는 데는 쓸 수 없다. 마룻바닥, 창문, 구두 세척에는 또 다른 것들이 필요하다.

　옷을 세탁하려면 물비누와 가루비누 중에서, 형광제가 포함된 것과 안 된 것 중에서, 표백작용을 하는 것과 안 하는 것 중에서, 중화제가 들어 있는 것과 안 들어 있는 것 중에서 선택을 해야만 한다. 그리고 그 밖에도 많은 선택을 해야 한다. 목욕을 하려면 방취제를 넣은 비누도 있고, 다른 성분을 함유한 것도 있으며, 심지어는 비누가 아니라고 주장하는 것도 있다.

　자신과 주변을 깨끗이 하려면 수백 가지의 제품과 그 사용법을 알아야만 한다. 어떤 제품이 어떤 것을 가장 잘 씻어 주는지 알아야 한다. 순모 스웨터를 세탁하려면 홑이불을 세탁할 때 사용했던 것과는 다른 지식이 필요하다. 가죽제품의 모양을 유지하는 것은 구두를 닦는 것과는 다르다. 이러한 예증은 몇 장에 걸쳐서라도 할 수 있으나, 요점은 이미 제시되었다. 자신과 주변을 깨끗이 하는 데는 여러 가지 세제에 대한 지식을 가지고, 그것을 사서, 언제 어떻게 사용하는지를 알아서, 알맞게 쓸 수 있어야 한다.

　대부분의 사람들에게는 세제의 사용이 생활의 중요한 부분이 아니다. 비누에 대해서 잘 모르기 때문에 스트레스를 받는다고 불평하는 사람은 보지 못했다. 그러나 우리 생활에서 마주치는 사소한 과제를 다룰 때조차도 꽤 많은 유능성을 활용해야만 한다는 것을 보여 주기 위해서 이 예를 자세히 들었다. 우리 사회에서 자기 자신과 주변을 깨끗이 한다는 것은 매우 복잡한 일이다. 우리의 일상생활 역시 매우 복잡하다. 이 중요한 사실을 간과하기가 얼마나 쉬운가? 또한 세제에 관한 논의는, 다른 사람들이 가지고 있는 유능성이 부족한 사람은 그로 인해 스트레스를 경험하게 된다는 사실을 알게 해 준다. 다행스럽게도 적절한 유능성을 갖추면 스트레스는 감소한다.

앞에서 자신이 만들었던 항목표를 보고(방법 1. '스트레스 항목표 작성하기' 참조) 자기 생활에서의 스트레스 상황을 검토해 보자. 다음의 유능성 목록을 검토해 보면 그중 몇 가지는 그러한 스트레스 상황을 다루어 나가는 데 도움이 될 수 있을 것이다.

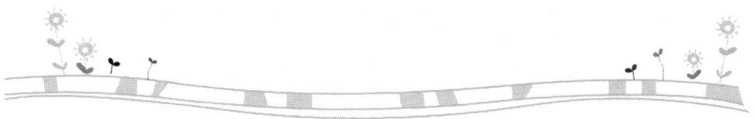

이력서 쓰기   면접
버스 시간표 읽기   보고서 쓰기
사회적 기술   분노를 다루기
대중 앞에서 연설하기   도서관 이용
책임감의 위임   하급자 감독
자료를 배치하기   경청
회의를 이끌기   시간의 관리

지시문 따르기   다른 사람과 어울리기

이 단원의 끝에 있는 연습은 자신이 가지고 있는 유능성에 주목하게 하고(이것은 유능성에 대해 생각하는 습관을 키우는 데 도움이 될 것이다.) 특수한 상황에 필요한 유능성을 확인하게 해 줄 것이다. 당신이 유능성의 관점에서 생각하기 시작하면 스트레스 상황을 만났을 때 다음과 같이 묻게 될 것이다. '이 상황에 대처하기 위해 내가 배워야 할 것은 무엇인가?' 필요한 유능성을 발견하고 나면 그것을 개발하기 위하여 문제해결적 접근(방법 3 참조)을 사용할 수도 있다.

사람들은 그들의 생활상의 스트레스를 검토할 때 몇 가지 중요한 능력이 없기 때문에 많은 양의 스트레스가 생긴다는 것을 자주 발견한다(아마 당신이 항목표를 작성해 보면 스트레스의 대부분이 단지 몇 개의 주요 상황에서 일어난다는 것을 발견할 것이다. 이 상황들에서 유능성의 역할은 무엇인가?). 특히 주장성에 관계되는 유능성이 부족한 사람은 매일매일의 생활에서 꽤 많은 스트레스를 경험할 것이다.

주장성이란 무엇인가? 주장성은 유능성의 집합이다. 주장적이 된다는 것은 ① 자신의 의견과 감정을 표현하는 것, ② 다른 사람의 활동(혹은 비활동)으로 인해 자신의 요구나 권리가 간섭받을 때마다 적절하게 행동하는 것, ③ 자신의 요구를 만족시키기 위해 주도권을 쥐는 것을 의미한다. 아래에는 주장성을 구성하는 유능성의 목록이 제시되어 있다. 이 목록을 검토해 보면서 자신이 현재 할 수 있는 일과 할 수 없는 일을 알아보자.

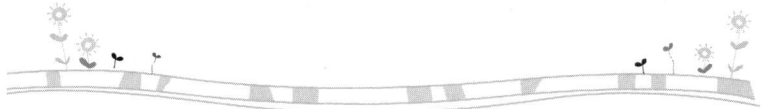

자신의 권리를 옹호한다.
자신의 의견을 발표한다.
건설적인 비판을 한다.
대화를 먼저 시작한다.
대화를 끝맺는다.
불합리한 비판을 거부한다.
다른 사람의 의견에 반대한다.
자신의 요구와 소망을 다른 사람에게 알린다.
칭찬을 받아들인다.
칭찬을 한다.
친구를 찾는다.
제안을 한다.
필요한 경우 '아니요.'라고 한다.
정보를 구한다.
자신에 관하여 다른 사람에게 말한다.

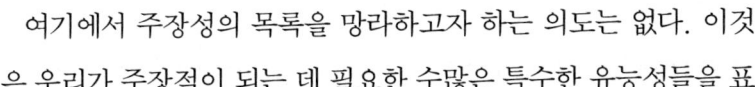

여기에서 주장성의 목록을 망라하고자 하는 의도는 없다. 이것은 우리가 주장적이 되는 데 필요한 수많은 특수한 유능성들을 표

집해 놓은 것이다. 주장적이 되는 것은 다른 사람과의 관계 및 상호작용을 포함한다. 우리의 생활과 안녕은 불가피하게 다른 사람과의 관계에 의해서 큰 영향을 받으므로, 이러한 상호작용의 증진은 스트레스를 감소시키는 데 매우 효과적인 방법이다.

주장성의 부족은 매우 흔한 문제이며 스트레스의 원인이 된다. 왜 그렇게 많은 사람들이 주장적이 되기를 꺼려하거나 두려워하는가? 흔히 사람들은 주장성과 공격성을 혼동한다. 어떤 사람들은 주장적이 된다는 것을 억눌렸던 분노를 표현하고, 밀어붙이며, 언제나 자기 방식대로만 하는 것으로 오해한다. 누가 내 권리를 무시할 때, 그것을 옹호하는 것은 밀어붙이는 것이 아니다. 더욱이 사회적 관계를 주도하고, 칭찬을 주고받으며, 다른 활동에 참여하는 것은 분노나 공격성과는 아무런 관련이 없다.

때때로 주장적이 되면 자신을 높이게 되는 것이라고 믿는 사람이 있다. 누가 그에게 오늘 유난히 멋있게 보인다고 말하면 "응, 이거 오래된 거야. 싸구려인데 뭐."라고 말해야만 하는 것으로 믿는다. 많은 여성들은 오랫동안 힘들여 준비한 맛있는 음식을 차려 놓고서 그에 대한 진지한 칭찬을 그대로 받아들이는 것이 겸손하지 못한 일이라고 생각한다. 그들은 "칭찬해 주셔서 고맙습니다."라고 말하기를 어려워한다. 그렇게 하면 겸손하지 못한 것인가, 아니면 정직한 것인가?

비주장적인 사람은 흔히 자기 소망을 전혀 드러내서는 안 된다고 생각한다. 사람들이 사려 깊다면, 정말로 관심이 있다면, 진정으로 우리가 행복하기를 바란다면 그들은 우리가 무엇을 원하는지 알 것이다. 당신이 그래야 한다고 생각하는 것보다도 더 많은 시간을 가족과 함께 보내 주는 남편에게 당신은 자신의 관심을 표현하지 않는다. '그가 나를 사랑한다면 내가 어떻게 느끼는지 알 것이다.' 이 말이 합리적인가? 잠시만 생각하면 이러한 생각이 얼마나 비합리적인가를 알 수 있다. 나를 아무리 사랑하는 사람이라 할지라도 나의 소망을 전부 알지는 못한다. 내가 말을 할 때 비로소 내가 원하는 것과 필요로 하는 것을 그가 알 수 있다.

비주장성은 흔히 다른 사람에 대한 두려움에서 온다. 내가 친구에게 그가 항상 나를 어린애처럼 대하고, 무엇을 해야 하는지 말해 주는 것이 불만스럽다고 말한다면 어떻게 될까? 내가 급사에게 "이 음식이 잘 익지 않았는데 다시 익혀다 주시겠어요?"라고 한다면 어떻게 될까? 우리는 친구가 몹시 화를 내고, 급사는 믿을 수 없다는 듯이 우리를 쳐다보고, 모든 사람들이 우리 행동에 놀라는 것을 떠올린다. 그러나 우리 주변을 돌아보면 이러한 과장된 반작용을 일으키지 않으면서도 그들이 원하는 바를 얻어내는, 항상 주장적으로 행동하는 사람들을 볼 수 있다. 때때로 우리가 다른 사람에게 무엇을 요청할 때, 예컨대 가게에서 만 원짜리를 잔돈으로 바꾸어 달라고 할 때 싫다는 대답을 듣는다. 복종적인 사람은 이 반응을 두려워한다. 이들은 거절당하는 것을 우리가 받아들이도록 배워야 하는 정상적인 일로 보기보다는 당황이나 모욕으로 생각한다.

비주장적이 되는 또 다른 이유는 개인적 가치감의 부족 때문이다. 자신의 요구가 중요하지 않다고 믿는 사람들, 다른 사람의 소원을 위해 자기 소원을 포기하는 사람들 혹은 권리를 주장하기에는 자신이 그렇게 중요한 사람이 아니라고 믿는 사람들은 틀림없이 비주장적이 된다. 때로는 이것이 상담이나 심리치료를 받아야 할 만큼 심각한 성격장애일 수도 있다.

사람들이 주장적으로 행동하지 못하는 또 다른 중요한 이유가 있다. 어떻게 하는지 모르는 것이다. 그들은 간단하고, 직접적이고, 비공격적으로 요청하는 방법을 배우지 못했다. 그들은 어떻게 대화를 시작하는지를 배우지 못했다. 이 단원의 앞에서 세탁에 관해서 논의할 때, 생활하는 데는 많은 유능성이 필요하며—이들은 때로는 단순하고 분명한 것들이다—이러한 유능성이 부족하면 많은 어려움을 겪게 된다고 했었다. 다행스럽게도 주장하는 데 필요한 유능성은 확인될 수 있고 배울 수 있는 것이다.

우리가 비주장적일 때 어떤 일이 일어나는가? 우리가 원하는 바를 어떻게 얻을 수 있는가? 비주장적인 사람은 때로는 다른 사람들보다 더 공격적이다. 자신의 요구를 직접적으로 간단하게 표현하는 기술이 없기 때문에, 그들은 원하는 바를 얻으려면 싸워야만 한다고 믿는다. 다른 사람들은 자신의 요구가 완성되지 않은 채 침묵한다. 또 다른 사람들은 남을 조종하려 하거나 유혹하려 한다. 우리가 원하는 것을 청할 수 없다면, 사람들이 그것을 우리에게 주도록 계략을 쓸 수도 있다.

인생이 우리에게 주장적이 되도록 요구한다는 점을 다시 한 번 강조하고자 한다. 우리 사회에서는 사람들이 자기 자신을 돌보고 자신의 권리를 지킬 것이 기대된다. 자신을 스스로 지키지 않는다면 누가 대신 해 주겠는가?

당신이 좀 더 주장적이 될 필요가 있다고 결정하면, 주장성에 관한 책이나 주장성 훈련 집단과 같은 자원을 활용할 수 있을 것이다. 이 책을 주장성 훈련 프로그램의 대용으로 사용할 수는 없다.

유능성 전반에 대한 마지막 생각은, 성격 특성보다는 유능성의 관점에서 생각하는 것이 더 쓸모 있다는 것이다. 즉, '내가 비주장적이거나, 다른 사람과 어울리지 못하거나, 언제나 화를 내는 것은 다른 방식으로 행동하기를 배우지 못했기 때문이다.' 라고 생각하려고 하라. 이는 유능성을 강조함으로써 실제로 성격 특성의 차이가 있다는 점을 부인하려고 하는 것은 아니다. 그보다는 성공적으로 대처할 수 있게 해 주는 기술을 배워서 생활을 변화시킬 기회를 갖고자 하는 것이다. 따라서 이 단원의 연습 1은 몇 개의 스트레스 상황을 확인하여 그 상황을 다루어 가는 데 도움이 될 유능성을 밝히고자 하는 것이다. 유능성을 확인한 후, 그것을 개발하라. 새로운 유능성을 배우기 위해서는 도움이 필요할 것이다. 때로는 자원의 활용을 배울 수도 있다.

연습 exercise

1. 잠시 동안 자신이 어제 한 일을 검토해 보십시오. 어제 한 일을 하나씩 검토하여, 그 활동을 하는 데 어떤 유능성을 사용하였는지 결정한 후 이를 아래의 빈칸에 적습니다. 어제 자신이 사용한 유능성을 될 수 있는 대로 많이 찾아보십시오. 당연한 것들도 그냥 지나치지 않도록 하고, 중요한 것과 함께 사소한 것들도 포함시키십시오. 성격 특성 대신 유능성의 관점에서 생각한다는 것을 기억하십시오.

어제 사용한 유능성:

_____   _____   _____
_____   _____   _____
_____   _____   _____
_____   _____   _____
_____   _____   _____

2. 자신이 스트레스를 받는 몇 개의 상황을 선택하십시오. 아래의 빈 칸에 각 상황을 간략하게 기술하십시오. 각 상황을 조심스럽게 검토한 후, 이를 더 성공적으로 다루어 가는 데 어떤 유능성이 도움이 될지 결정하여 이를 기록하십시오. 어떻게 하면 이들 중 일부를 개발할 수 있을지 생각해 보십시오.

스트레스 상황
_____
_____
_____

도움이 될 만한 유능성:

_____   _____   _____
_____   _____   _____
_____   _____   _____
_____   _____   _____
_____   _____   _____

스트레스 상황
_____
_____

도움이 될 만한 유능성:

_____   _____   _____
_____   _____   _____
_____   _____   _____
_____   _____   _____
_____   _____   _____

스트레스 상황
_____
_____

도움이 될 만한 유능성:
_____   _____   _____

_____ _____ _____

_____ _____ _____

_____ _____ _____

스트레스 상황 _____

_____

_____

도움이 될 만한 유능성: _____ _____

_____ _____ _____

_____ _____ _____

_____ _____ _____

3. 주장성에 관한 자료를 검토하고 주장적 행동의 예를 들어 보십시오. 당신에게는 어떤 것이 어려운지 기록하십시오. 또한 1~2주 동안 공책을 가지고 다니면서 자신이 적당한 주장성을 보이지 못할 때마다, 즉 주도성을 가질 수 없을 때, 감정이나 의견을 표현할 수 없을 때, 혹은 다른 사람이 자신의 요구나 권리를 방해해도 적절히 행돌할 수 없을 때 이를 기록하십시오. 아래의 빈칸에 당신에게 어렵게 생각되는 주장적 행동을 제시하십시오. 그리고 나서 각 경우마다 자신이 적당히 주장적이라면 어떻게 했을지를 설명하십시오. 주장성과 공격성을 혼동하지 않도록 주의하십시오.

주장하기 어려움:
_____
_____
_____

적당한 주장적 행동:
_____
_____
_____

주장하기 어려움:
_____
_____
_____

적당한 주장적 행동:
_____
_____
_____

주장하기 어려움:
_____
_____
_____

적당한 주장적 행동:
_____
_____
_____

주장하기 어려움:
_____
_____
_____

적당한 주장적 행동:

_____
_____

주장하기 어려움:

_____
_____

적당한 주장적 행동:

_____
_____

4. 편안한 의자에 앉아 눈을 감고 위의 각 상황에 놓여 있는 자신의 모습을 상상해 보십시오. 먼저 비주장적으로 행동하는 자기 자신을 상상해 보고, 다음에 주장적으로 행동하는 자신을 상상하십시오. 당신이 이 상상을 몇 번 되풀이하여 마음 편하게 주장적인 행동을 상상할 수 있게 되면, 수행하기에 가장 쉽다고 생각되는 주장적 행동을 선택하여 그렇게 할 기회가 있을 때마다 그 행동을 해 보도록 하십시오. 좀 더 어려운 행동으로 가기 전에 자신의 의견을 표현하는 것과 같은 쉬운 행동부터 시작해 보십시오. 주장하기 어려운 행동을 발견할 때마다 계속적으로 목록에 포함시키고, 주장적인 행동을 상상한 후, 기회가 있을 때마다 그 행동들을 해 보도록 합니다.

이 행동에 대한 반응:

_____
_____

소망을 충족시키기

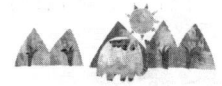

우리는 몇 가지 만족시키고 싶은 욕구들을 가지고 있고, 전문가들은 그것을 막으면 스트레스가 생긴다는 데 동의한다. 원하는 바를 가질 수 없을 때, 좌절하게 되고 그것이 스트레스의 근원이 된다. 따라서 스트레스를 감소시키는 중요한 방법은 우리의 욕구를 만족시키는 것이다.

당신의 중요한 소망과 욕구는 무엇인가? 비교적 행복하고 충만한 삶을 유지하기 위해 당신이 필요로 하는 것은 무엇인가? 그 질문에 대한 손쉬운 대답은 없으며 또 완전한 대답도 없으나 몇 가지 생각이 즉시 당신의 마음에 떠오를 것이다. 분명히 우리의 기본적인 신체적 요구는 충족되어야만 한다. 적당한 공기와 음식과 물이 없으면 행복하지 못할 뿐만 아니라 삶을 유지할 수도 없다. 또 적당한 휴식처도 있어야 한다. 다행스럽게도 우리 대부분의 기본적인 신체적 욕구는 잘 충족되고 있다.

또 다른 신체적 욕구인 성 활동에 대한 욕구는 그것이 만족되지 않았을 때 삶이 위협받지는 않으므로 방금 논의된 것들과는 차이가 있다. 그럼에도 불구하고, 성은 기본적 욕구 중 하나이며 그것의 만족 정도는 우리 생활에서 중요하다.

행복하고 충만한 삶을 유지하기 위해서는 심리적 욕구의 만족도 마찬가지로 중요하다. 우리는 모두 사랑받기를 원한다. 우리는 사람들이 우리의 가치를 인정하고, 우리를 돌보며, 소중히 여겨 주기를 바란다. 우리와 시간을 함께 보내 주고, 같이 즐기며, 아플 때 돌보아 주고, 우리의 소망에 관심을 가져 주는 사람들이 베푸는 사랑과 배려의 표시는 말할 수 없이 중요하다. 사랑받지 못한다고 믿고 있는 사람은 매우 불행한 사람이다. 우리의 일상생활에서 친구와 가족이 있다는 것은 우리가 그날의 욕구와 도전에 반응하는 방식에 차이를 가져올 수 있다. 사랑받는 것만으로는 충분하지 않다. 우리는 또 사랑해야만 한다. 누군가를 염려하는 것, 그 염려를 표현하는 것, 우리가 사랑하는 사람을 도와주는 것, 이 모두가 우리 내부의 일체감과 충족감에 기여한다.

Eric Berne은 교류분석치료에서 인정의 단위를 나타내기 위해 어루만지기(stroke)라는 용어를 사용했다. 그의 용어에 따르면, 누군가 우리에게 미소지을 때, 호의적으로 반응할 때, 친절한 말을 해 줄 때 우리는 어루만져지는 것이다. 등을 쓸어 주는 것과 같은 신체적 어루만지기는 근사한 일이나, Eric Berne은 우리가 다른 사람으로부터 인정을 받는 수단인 심리적 어루만지기에 대하여 더 많이 이야기하였다. 그에 의하면, 어루만지기가 없으면 우리는 움츠러들고 죽게 된다.

우리가 자신에 대해 특정한 태도나 감정을 가지고 있을 때 인생은 더 만족스럽다. 예를 들어, 앞에서 이미 자기수용의 중요성에 대하여 논의하였다(방법 2. '스트레스를 삶의 일부로 인정하기' 참조). 이것은 우리가 잘난 체하거나 거만해야 한다는 말이 아니다. 실상 어느 정도는, 성숙한 방식으로 다른 사람을 사랑하는 능력은 자기 자신에게 어느 정도 좋은 견해를 가질 것을 필요로 한다. 자기 자신을 어루만진다는 것은 때때로 자기에게 잘하며, 자신을 칭찬하고, 자신에게 보상을 준다는 의미다.

심리학자들이 인간의 욕구에 관한 목록에 완전히 동의한 적은 한 번도 없다. 우리 모두가 음식과 물과 휴식처를 필요로 한다는 데는 아무도 논박을 하지 않을 것이며, 우리 모두는 사랑과 인정과 자존심의 중요성을 알고 있다. 그러나 이 외에도 모든 사람의 생활의 일부가 될 수도 있고 되지 않을 수도 있는 수많은 욕구나 소망들이 있다. 우리는 이것들이 얼마나 보편적인가에 관하여 논쟁을 벌일 수 있으며, 일상생활에서 우리가 추구하는 몇 가지 일에 주목하여 이를 한두 가지 논의해 볼 수 있다. 예를 들어, 성취 욕구를 들어 보자. 대부분의 사람들은 단지 어떤 일을 하는 것에서가 아니라 그것을 잘하는 것에서 만족을 얻는다. 우리가 어려운 과제를 수행해 냈거나 다른 사람의 존경을 받도록 말을 했을 때는 기분이 좋다. 우리 사회에서 성취한다는 것은 매우 중요한 것이다.

우리는 또한 이해하고자 하는 욕망을 가지고 있다. 생활을 향상시키기 위하여 우리는 과학을 통해 우주를 연구한다. 그러나 또한 우리가 얻은 지식이 실제적인 유용성이 없을지라도 이해한다는 것 자체가 보상이 되기 때문에 이 세계에 관하여 배우기를 즐긴다. 주변에 있는 사람들이 당신이 이해력이 없다고 한다면 얼마나 당황할지 생각해 보자. 자신에게 '저 사람이 왜 나에게 그 말을 했을까?'라고 물어야만 할 때는 매우 불안정한 상태에 있게 된다. 자기 자신을 이해하는 것도 중요하다. 슬프거나 혼란스러운데, 왜 그런지를 모른다면 스트레스를 받게 된다. 어떤 학자들은 신선함에 대한 욕망, 흥분에 대한 욕망, 우리에게 일어날 일을 예언하고 통제할 수 있는 능력 및 다른 사람에게 어떤 영향을 미치는지 알 욕구 등을 욕구 목록에 포함하기도 한다.

여러분은 내가 욕구와 소망을 모두 말하고 있음을 알 것이다. 심리학자들은 인간의 욕구에 대하여 말한다. 심리학 교과서에는 흔히 사랑, 자존심, 성취와 그 밖의 것들이 욕구 목록에 포함된다. 반면에 우리에게 필요한 것은 최소한의 음식, 공기, 물 및 휴식처일 뿐, 그 나머지는 모두 소망이라고 주장하는 사람들도 있다. 즉, 우리가 이것들을 매우 간절히 바랄 수는 있지만, 살아가기 위하여 절대적으로 있어야 하는 것은 아니라는 주장이다. 사랑받고 있음을 아는 것은 굉장히 중요하지만, 사랑받지 못하는 사람일지라도 살아갈 수는 있다. 성취가 중요할 수 있지만, 절대적으로 필요한 것인가? 나는 욕구라는 용어보다는 소망이라는 용어가 더 좋음을 알게 되었다. 실상 묵언의 규칙을 바꾸는 것은 욕구보다는 우선 선택의 관점에서 생각하도록 배우는 것을 말한다 (방법 7. '묵언의 규칙을 바꾸기' 참조). 따라서 나는 이 방법을 '소망을 충족시키기'라고 이름하였다.

이제 스트레스의 문제로 되돌아가서 이런 소망이 충족되지 않았을 때 얼마나 스트레스를 받을 것인가를 생각해 보자. 자신이 성취하기를 매우 바라고 있는데 성취를 이루지 못한다면 스트레스를 받을 것이다. 자신에게 도전이 중요한데 전혀 도전이 없다면 그 도전의 결핍 때문에 지루해할 것이다. 욕구 좌절은 흔히 우리 생활에서 중요한 스트레스 신호인 분노를 일으킨다. 욕구 좌절이 될 때마다 스트레스 반응이 일어난다 - 소망 충족이 되지 못한 일들이 이제까지 논의되었던 중요한 일이든, 버스를 놓친다거나 모임에 늦는 것과 같은 사소한 일이든 간에 그러하다. 사소한 욕구 좌절은 다양한 방식으로 다루어 갈 수 있지만(이 책에 있는 몇 가지 방법이 적용될 수 있다), 이 단원에서는 우리 생활의 주요 소망에 초점을 맞추고 있다. 이 단원의 연습에서는 당신의 주요 소망에 주의하여 생활 스트레스를 감소시키는 데 도움이 되는 방식으로 생각하는 방법을 알려 줄 것이다.

우리의 소망이 좌절되는 이유는 여러 가지가 있겠지만, 그중 일부는 불가피한 것이다. 그러나 때때로 우리의 소망이 충족되지 않는 이유는 우리가 그것을 만족시키기 위한 시간을 내지 않기 때문이다. 우리는 시간이 많이 드는 일에 지나치게 몰두해 있어서 자기 자신의 소망을 무시한다. 때로는 환경의 변화로 인해 이제까지 충족되었던 소망이 가로막히게 된다.

만일 이제까지 자신의 직업이 지위와 안전과 활동에 대한 소망을 충족시켜 주는 주요 수단이었다면, 은퇴가 눈앞에 닥쳤을 때 이러한 욕망들은 위협받게 된다. 때때로 우리의 직업이나 가족조차도 우리의 모든 소망을 충족시켜 주지는 않으며, 소망을 충족시킬 기회를 늘리기 위해서는 활동이나 접촉의 범위를 확장할 필요가 있다. 동시에 기억해야 할 것은 모든 소망이 충족될 수는 없으며, 모든 소망을 언제나 만족시키려는 노력 자체가 좌절을 가져오며 스트레스를 일으킨다는 사실이다. 자신의 소망을 이성적으로 충족시키고자 한다면, 완전한 만족을 강요하는 것이 자기패배적이라는 사실을 받아들여야 한다.

때때로 사람들은 왜 그러는지 모르면서 막연한 좌절감이나 불행감을 느낄 수 있다. 그들은 매일매일의 생활에 너무 사로잡혀 있어서 때로는 소망 충족을 위해 적극적으로 계획을 세워야 한다는 것을 알지 못하며, 소망 충족을 생각하기 위해 멈추어 본 일이 없다.

최근에 은퇴한 사람이 인생에 아무 할 일이 없음을 알게 되었다고 해 보자. 그는 불행하고, 지루하며, 멍청하게 아무 할 일 없이 집안을 배회한다. 이 사람이 자신의 상황을 향상시키기 위해서 할 수 있는 일은 '일을 하면서 만족했던 중요한 소망 중 지금 충족되지 못한 일은 무엇인가?' 라고 자신에게 묻는 것이다. 그러한 소망 중 두 가지를 들면, 성취와 중요한 느낌에 대한 욕망이 있다. 다음 질문은 '은퇴한 사람으로서 그 두 가지 바람을 만족시키려면 어떻게 할 수 있을 것인가?' 이다. 만일 그가 교회와 같은 자원봉사 기관이나 은퇴한 사람들을 위한 집단 작업 혹은 지역사회 활동 집단에 참여한다면, 그 일이 도전적이고 중요함을 알게 될 것이고 따라서 자신의 소망에 대한 새로운 만족의 원천을 갖게 될 것이다. 비슷하게 우리 모두는 생활에서의 소망을 체계적으로 검토하여 현재는 만족되지 않은 소망을 충족시키기 위한 단계를 취할 수 있다. 이 단원의 연습 1은 이 중요한 문제에서부터 시작된다.

연습 exercise

1. 아래에 있는 빈칸에 자기 생활에서의 주요 소망을 정리하십시오. 이 책에서 논의되었던 것을 전부 혹은 일부 제시하고, 자신이 중요하다고 생각되는 것들을 덧붙일 수도 있을 것입니다. 소망이라는 제목 밑에 있는 칸에 한 줄에 한 가지씩 적으십시오. 만족이라는 제목 아래에 있는 칸에는 자기 생활에서 그 바람이 충족된 정도를 1~5까지 표시하십시오. (1=전혀 충족되지 않음, 2=아주 조금 충족됨, 3=약간 충족됨, 4=꽤 많이 충족됨, 5=완전히 충족됨)

소망	만족

1 혹은 2라고 표시된 소망을 다섯 개 선택하시오(그것이 아주 중요한 소망이면 3이라고 표시한 것도 포함됩니다.). 이 다섯 개의 소망은 지금보다는 더 만족되기를 바라는 것이어야 합니다. 아래의 빈칸에 각 소망을 기록하십시오. 소망의 충족이 중요하며, 자신이 원하는 것의 만족을 추구할 권리가 있음을 기억하십시오. 또한 그러한 만족을 적극적으로 찾아야만 한다는 사실을 상기하십시오. 이 소망들을 하나씩 택해 지금보다 더 만족할 수 있는 방법에 대해 생각하십시오. 이 소망을 만족시키기 위해 무엇을 할 수 있는가? 어디로 갈 수 있는가? 자신의 사고방식을 바꾸면 충족될 수 있는가? 누가 도움이 될 수 있는가? 자기 스스로 그 소망을 만족시킬 수 있는가? (즉, 자기를 위해 다른 사람이 자신에게 해 주기 바라는 대로 할 수 있는가?) 이 소망이 더 잘 만족될 수 있는 모든 방법을

생각해 보십시오. 다른 것보다 더 실행 가능성이 있는 한두 개의 방법을 선택하십시오. 그 소망을 더 만족시킬 수 있는 특별 계획을 고안하십시오. 해당란에 그 계획과 그 계획을 실행할 날짜를 기입하십시오.

소망: 만족시키기 위한 계획
_____
_____

실행날짜:
_____

소망: 만족시키기 위한 계획
_____
_____

실행날짜:
_____

소망: 만족시키기 위한 계획
_____
_____

실행날짜:
_____

소망: 만족시키기 위한 계획
_____
_____

실행날짜:
_____

소망: _____   만족시키기 위한 계획 _____
_____

실행날짜: _____

소망: _____   만족시키기 위한 계획 _____
_____

실행날짜: _____

2. 연습 1을 마치고 나면 적당히 만족될 수 없는—적어도 지금은 어떻게 할 수 없는—소망도 있다는 것을 알게 될 것입니다.
 이러한 소망 충족의 결핍에서 오는 스트레스를 관리하는 데는 이 책에 있는 다른 방법이 도움이 될 것입니다. 그 방법은 다음과 같습니다.
방법 2. '스트레스를 삶의 일부로 인정하기'
방법 7. '묵언의 규칙을 바꾸기'
방법 8. '스트레스 해소방안을 사용하기'

3. Eric Berne은 사람들이 어루만져 주기를 원한다고 하였습니다. 우리는 사람들이 미소로 인사하고, 칭찬해 주고, 기억해 주고, 경의를 표해 주는 것을 좋아합니다. 당신은 스스로 어루만질 수 있습니다. 즉, 기분 좋은 일을 스스로 할 수 있습니다. 스스로 칭찬하고, 보상을 주고, 대접하십시오. 스스로 할 수 있는 다섯 개의 어루만지기를 적고, 이를 더욱 자주 할 수 있는 방법을 제시하십시오.

나 스스로 어루만지기:

더 많은 자기 어루만지기를 위한 계획:

나 스스로 어루만지기:

더 많은 자기 어루만지기를 위한 계획:

나 스스로 어루만지기:

더 많은 자기 어루만지기를 위한 계획:

_____
_____
_____
_____

나 스스로 어루만지기:

_____
_____
_____
_____

더 많은 자기 어루만지기를 위한 계획:

_____
_____
_____
_____

나 스스로 어루만지기:

_____
_____
_____
_____

더 많은 자기 어루만지기를 위한 계획:

_____
_____
_____
_____

갈등을 해소하기

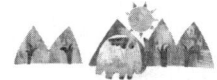

우리에게 스트레스의 또 다른 중요한 원천은 갈등이다. 갈등을 일으키는 어려운 선택을 해야만 할 때 우리는 흔히 좌절, 분노, 불안, 염려 등을 경험한다. 갈등으로 인해 고민하거나 안절부절못하는 데 소모하는 에너지가 스트레스를 가져온다. 갈등은 변화와 마찬가지로 인생의 한 부분이다. 또 현대와 같은 복잡한 시대에는 정신적으로 갈등하게 된다. 갈등을 해소하는 것은 스트레스를 감소시키는 방법이다.

일상에서 여러 종류의 사람들이 경쟁적으로 우리의 시간과 주의를 요구할 때 많은 갈등이 생긴다. 친구가 같이 시간을 보내자고 하는데, 아이도 같이 시간을 보내고 싶어 한다. 그리고 이 중 하나를 선택해야만 한다. 배우자가 나에게 기대하는 행동과 이웃이 기대하는 행동은 다르다. 아마도 여러 사람에게 가장 갈등을 일으키는 근원은 가족과 일 사이의 경쟁적인 요구일 것이다. 우리는 할 수만 있다면 가족이나 일 중 어느 한쪽에만 시간을 할애하고자 할 것이다. 그러나 우리는 어느 한쪽도 무시하지 않으면서 양쪽 모두에 신경을 써야만 한다.

한편, 우리는 자기 자신의 욕구도 가지고 있다. 때로는 외부의 요구와 상반되는 자신의 소망에 맞추기 위해 갈등을 경험하기도 한다. 오늘은 내가 하고 싶은 것을 해야 할까, 아니면 일을 마쳐야 할까? 내가 좋아하는 곳에서 휴가를 보낼까, 아니면 가족들이 바라는 곳으로 갈까? 다른 사람의 요구나 기대에 맞추면서 나 자신을 돌본다는 문제가 중요한 것이다.

가치 선택은 갈등의 또 다른 주요 원천이다. 생명을 존중하는 신념을 가지고 있는 나는 전쟁이 일어났을 때 어떻게 반응해야 하는가? 모든 친구들이 내가 다르게 행동하기를 바랄 때도 나 자신의 가치를 따라야만 하는가? 내 가치관에 맞추어 행동한 것이 친구에게 해가 되었을 때, 그 때문에 내 품위에 문제가 생기지는 않겠는가? 집단을 위해 개인의 권리를 어느 정도 희생하거나, 그 반대로 할 수 있겠는가? 오늘 필요한 일과 내일의 계획 사이에 어떻게 균형을 맞출 수 있겠는가? 많은 정치적, 종교적, 사회적 문제들은 가치에 있어서의 갈등으로 이해될 수 있다.

인적 자원을 활용하는 방법에 대한 결정 역시 갈등을 가져온다. 제한된 시간을 어떻게 사용하느냐 하는 문제는 이미 언급하였다. 대부분의 사람들에게는 돈 역시 한정되어 있기 때문에 돈을 어떻게 사용할 것인지를 결정하는 것도 갈등을 일으킨다. 휴가를 가야 할까, 가전제품을 바꿔야 할까? 여분의 돈을 저금할 것인가, 써 버릴 것인가? 배당이 적은 안전한 곳에 투자할 것인가, 더 큰 배당을 바라고 모험적인 투자를 할 것인가?

경쟁적인 요구, 상이한 가치 및 개인적 자원의 사용에서 오는 것들만이 우리가 직면하는 갈등은 아니지만, 이들은 우리 생활에서 겪는 주요 갈등을 나타내며 갈등의 본질을 보여 준다. 누구라도 주요 갈등을 완전히 나열할 수는 없다.

일반적으로 전문가들은 갈등을 네 개의 주요 유형으로 나눈다. 첫째, 때로는 두 개의 대안 중에서 선택을 해야만 하는데, 이 둘을 모두 원할 때가 있다. 문제는 두 가지를 모두 가질 수는 없다는 데 있다. 따라서 두 개의 맛있는 후식 중에서 하나를 선택해야만 할 때 이런 유형의 갈등을 경험한다. 달콤한 후식을 먹는 것과 체중조절을 위해 그것을 거절하는 것 사이의 갈등은 또 다른 문제다. 이러한 유형의 갈등은 우리가 그중 하나를 선택하고 나면 쉽게 해결된다. 우리는 원하는 것을 갖는 것이며 그 결정에 의해 만족할 수 있게 된다.

둘째, 두 개의 대안 중에서 선택을 해야만 하는데 둘 중 어느 것도 원하지 않을 때가 있다. 치과에 가거나, 혹은 이가 썩게 내버려둘 수 있다. 세금을 물거나, 혹은 말썽을 일으킬 수 있다. 어느 쪽도 바람직하지는 않지만 반드시 하나를 선택해야만 한다. 이러한 유형의 갈등은 처음 것처럼 쉽게 해결되지는 않는다. 우리가 피했으면 하는 것을 선택하는 것이기 때문이다. 다행스럽게도 갈등을 해소한다는 기쁨이 우리가 선택한 것에서 느끼는 불행감을 넘어서게 할 수 있다.

셋째, 우리가 동시에 좋아하기도 싫어하기도 하는 상황에 직면했을 때도 갈등이 생긴다. 새로운 직업이 지금보다 봉급은 더 많지만(좋아하는 부분) 다른 지방으로 이사를 가야 할 때(싫어하는 부분) 이런 유형의 갈등을 경험하게 된다.

네 번째의 갈등 유형은 그러한 대안들에 마주쳤을 경우에 온다. 즉, 두 개의 대안 중에 선택을 해야 하는데, 그 각각이 모두 우리가 좋아하는 점과 싫어하는 점을 가지고 있는 경우다. 따라서 각각이 장점과 단점을 모두 가지고 있는 두 개의 직장이 나타난다면 이런 유형의 갈등을 경험하게 된다. 동시에 좋고도 싫은 상황을 포함하는 갈등은 해결되기가 힘들다.

갈등을 해소하는 단일공식은 없지만 무언가 도움이 되는 일을 해 볼 수는 있다. 선택을 하기로 결정하는 것이 최선의 시작 방법이다. 우리는 너무 자주 선택을 피하고 결정을 미루어 스트레스를 증가시키고 어려움을 연장시킨다. 갈등이 스트레스의 주요 원천이며, 갈등의 해소가 스트레스를 줄일 수 있다는 사실을 받아들일 때 결정을 미루기보다는 갈등을 끝내기 위한 활동을 하게 된다.

갈등의 본질적인 특성은 우리에게 선택하도록 한다는 것이다. 갈등 상황에서 모든 것을 가질 수는 없다. 선택을 해야만 한다. 이 단순한 사실을 알지 못하기 때문에 갈등이 해소되지 않는 경우가 많다. 반드시 선택을 해야만 한다는 것을 인정하면 더 쉽게 갈등을 해소할 수 있다. 우리가 원하는 어떤 것을 포기해야만 하고 원하지 않는 것을 견디는 것 이외의 다른 방법이 없다. 모든 것을 가질 수는 없으며, 모든 어려움을 피할 도리는 없다는 사실을 일단 받아들이면 더 쉽게 결정을 내릴 수 있다.

이와 비슷하게 우리가 선택할 때 실수할 수도 있다는 사실을 받아들일 수 있어야 한다. 실수를 피하려는 욕망—언제나 옳아야 한다는 욕망—이 선택하는 데 방해가 된다. '잘못 선택하면 어떻게 하나?' 라고 생각하는 한 어떤 선택도 하기가 어렵다. 우리가 실수를 할 수도 있다는 가능성을 받아들일 때 더 쉽게 갈등이 해소될 수 있다. 그러나 선택하지 않는 것은 우리가 저지르는 최대의 실수다. 당신은 언제나 옳아야만 한다는 묵언의 규칙을 포기할 수 있는가? (방법 7. '묵언의 규칙 바꾸기' 참조)

때로는 완전한 최종적인 해결은 불가능하며, 그 문제에 정답은 없다는 사실을 인정하여 갈등의 부분적 해결을 받아들일 수 있게 되면, 갈등을 해결하는 데 필요한 선택을 더 쉽게 할 수 있다. 이는 불확실성을 견디어 내는 또 다른 예다(방법 9. '불확실성을 견디기' 참조).

자기 자신의 욕구와 주변 사람들의 욕구 사이에서 얼마나 많은 시간과 노력을 들여야 할지를 결정하는 문제를 가진 사람을 예로 들어 보자.

가족이나 친구를 위해서 얼마나 많은 희생을 할 수 있겠는가? 그 질문에 대한 완전한 대답은 없다. 오늘 한 결정을 내일 바꿀 수도 있다. 각 개인의 결정은 반드시 옳지 않을 수도 있으며, 개인은 일생 동안 그러한 결정을 수없이 하게 된다. 때로는 그것이 자기가 할 수 있는 최선의 결정일 수도 있다. 어떤 경우에는 만족할 만한 최종 결정을 할 수 없는 경우도 있다. 이 문제와 투쟁하는 것은 그가 부정확하고 막연한 해결만으로도 견디어 낼 수 있음을 깨달을 때까지 계속된다. 법정과 의회는 언제나 개인의 권리와 집단의 권리 사이에서 고심한다. 여기에 참여하는 사람들이 완전한 해결책은 없다는 것을 인정한다면 이로 인한 스트레스를 덜 받을 것이다.

이 딜레마에 대한 또 다른 접근 방법은 마치 정답이 저 밖 어디에 있는 것처럼 그것을 찾아야만 한다는 생각을 멈추고, 해결을 창조해 내는 데 노력을 기울이는 것이다. 대부분의 갈등에는 정답이 없다. 우리 자신이 답을 만들어 내는 것이며 자신에게는 그 답이 옳은 것이다. 자유인으로서 나는 나에게 좋은 느낌을 주는 선택을 할 권리가 있으며, 모든 경우와 모든 사람에게 적용되는 존재하지도 않는 정답을 찾기보다는 이 권리를 행사할 때 스트레스를 더 적게 경험할 것이다. 자신의 생각을 '무엇을 해야만 할까?'에서 '무엇을 하고 싶은가?'로 바꾸라.

많은 갈등이 우리의 시간과 자원에 대한 가치와 경쟁적 요구에 관한 것이므로 우리 자신의 가치를 분명히 하고(방법 14) 명백한 우선순위를 설정한다면(방법 15-1) 갈등은 더 쉽게 해결될 것이다.

매 주말마다 자신의 경력을 쌓기보다 아이들과 시간을 보내는 것을 최우선순위로 정하고 이를 더 중요하게 생각하는 사람은 그렇지 않은 사람보다도 주말을 어떻게 보낼 것인가에 대하여 더 쉽게 결정할 수 있다. 따라서 자신의 주요 갈등에 대하여 작업하고, 자신의 가치를 분명히 하고, 우선순위를 설정하면 매일매일 다가오는 사소한 갈등들을 더 쉽게 다루어 갈 수 있을 것이다. 그렇게 하지 않으면 같은 갈등을 계속해서 경험하면서 시간과 에너지를 소모하게 된다. 그리고 이것은 스트레스를 더해 줄 뿐이다.

연습 *exercise*

며칠 혹은 몇 주 동안 경험하는 갈등의 전 목록을 만드십시오. 아무리 사소한 것이라도 포함시킵니다. 작은 노트를 가지고 다니면서 갈등이 있을 때마다 적어 넣을 수도 있습니다. 각각을 다음과 같이 하나의 문장으로 만듭니다. 즉, '저녁시간에 공부를 할까, 친구들과 놀러 갈까를 결정하기' 이 목록은 매우 길어질 수 있으므로 다른 종이에 기록한 후 다시 이 연습으로 돌아오기 바랍니다.

갈등의 목록을 연구하십시오. 많은 갈등이 서로 비슷함을 알게 될 것입니다. 갈등의 일반적인 범위를 찾아보십시오. 어떤 것들은 시간과 돈을 사용하는 문제일 것입니다. 다른 것들은 특정한 가치 선택의 문제일 것입니다. 아마도 많은 것들은 당신의 직업, 학교, 대인관계 등을 포함할 것입니다. 자신의 갈등들을 범주화하여 다시 정리하십시오. 한 갈등이 하나 이상의 범주에 속하는 경우도 있을 것입니다. 그럴 경우에는 좀 더 적합한 곳에 포함시키도록 합니다.

어떤 순서로 그 갈등에 접근할 것인지를 정하십시오. 어떤 범주의 갈등을 가장 먼저 다루고 싶은가요? 그 범주에 숫자 1을 적고 두 번째, 세 번째를 선택하십시오. 첫째 범주부터 차례로 아래에 제시된 지시를 따르도록 하십시오.

자신이 지금 작업하고 있는 범주에 포함된 갈등을 검토하십시오. 그중에서 비교적 사소한 갈등과, 자신의 미루는 버릇 때문에 계속되어 온 것들을 선택하십시오. 가까운 날 중에서 그 갈등에 대해 결정할 날을 택하십시오. 그 날짜를 그 갈등 옆에 적고, 그 날 반드시 결정하도록 하십시오.

남아 있는 갈등은 당신에게 더 중요한 것들입니다. 하나씩 택하여 다음의 질문을 해 보도록 하십시오.

이 결정을 하기 위해서 어떤 정보가 필요하며, 어디에서 얻을 수 있는가?
누구에게 도움을 청해야 하나?
그 갈등 내에 있는 대안들은 서로 어떤 관계에 있나?
다음 중에 어떤 것이 내가 선택하지 못하게 막는가?

- 오류를 범하는 모험을 하기 싫음

- 선택하지 않고 둘 다 가지고 싶은 욕망
- 부분적인 해결책을 받아들이고 싶지 않음
- 해답이 내 안에 있기보다는 '저 밖에' 있다고 믿음

자신에게 도움이 되는 정보가 있다면 그것을 얻도록 하십시오. 당신에게 도움이 되는 조언을 줄 수 있는 사람과 이야기하십시오. 각 대안의 장단점을 연구하십시오. 자신의 선택을 막는 생각과 요구를 인정하고 그에 도전하십시오. 그리고 나서 다음의 문장(혹은 이것을 약간 수정하여)을 그 의미를 생각하면서 천천히 주의 깊게 반복해서 외우십시오.

나는 그 어느 때보다도 이 문제에 대하여 잘 안다. 이 갈등에 대한 완전한 해결책은 없다. 나는 양쪽을 다 가질 수도 없고, 오류의 가능성을 피할 수도 없다. 그러나 이 갈등에 대한 내 나름대로의 해결책을 만들 수 있으며 그 결과를 견딜 수 있다. 이것이 갈등과 스트레스가 계속되는 것보다는 나으므로, 나는 결정을 할 것이다.

그리고는 결정을 하고, 그것을 기록하고, 다음 갈등으로 넘어가십시오.

다음의 개요가 도움이 될 것입니다.

갈등:

_____
_____
_____
_____
_____
_____
_____
_____

도움의 출처:

첫째 대안을 옹호하는 입장:

둘째 대안을 옹호하는 입장:

선택을 막는 것이 무엇인가?

결정:

자신의 가치를 분명히 하기

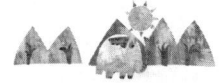

　가치의 중요성을 알아보기 위해 누군가가 망치를 가지고 몇 분 동안 자신의 엄지손가락을 두드린다고 생각해 보자. 당신이 누구이든 어떤 위치에 있든 간에 심한 고통을 느낄 것이고, 이 두들김을 멈추기 위해서라면 어떤 일이라도 할 것이다. 이는 의심의 여지가 없다.

　이제 당신이 방금 직장에서 해고되었다고 상상해 보자. 당신은 이 사건에 어떻게 반응할 것인가? 망치로 얻어맞았을 때처럼 쉽게 그 반응을 예측하기는 어려울 것이다. 당신이 가족을 부양하고, 그 직업에서 자긍심을 느끼고 있었다면, 이 해고로 인해 매우 당황하고 심하면 우울증에 빠질 것이다. 직업의 상실이 경제적인 실패의 증거이며 자신이 언제나 불리한 쪽만 택하는 증거로 생각된다면 당신의 반응은 분노나 미래 경제에 대한 두려움이 될 것이다. 자신이 직업을 갖는 것에 대하여 별로 가치를 두지 않는다면 당신은 거의 감정적인 반작용 없이 조용한 반응을 보일 수 있다.

이 책에서는 간혹 생활상의 사건에 대한 내적 반응이 우리가 경험하는 스트레스의 양을 결정하는 데 중요하다는 점을 자주 지적해 왔다. 그러한 내적 반응의 한 요소가 가치 체계다. 무엇이 중요한가에 대한 감각, 우리 생활에서 바라는 바가 무엇인가에 대한 생각, 인생의 의미와 목적에 대한 감각 등이 그것이다. 망치로 손가락을 치는 것과 같은 어떤 스트레스 상황은 거의 모든 사람에게 비슷한 반응을 일으키지만 다른 상황, 예컨대 해고되는 상황과 같은 것은 개인에 의해 해석되며, 그 개인의 가치 체계가 그 해석에 영향을 준다. 여러 상황이 우리에게 스트레스를 주는 정도는 우리의 가치 체계의 맥락 내에서 그 사건이 가진 의미에 달려 있다. 인생 목표, 종교관, 생의 철학 및 도덕 체계-이 책에서 가치라는 용어는 이 모두를 의미한다-는 어떤 스트레스 관리 프로그램에서든 중요하게 고려되어야 할 것이다.

당신이 알고 있는 사람들 중에 불의를 경험하거나 심각한 질병이나 부상과 같은 다른 고통을 겪고 있는 이를 생각해 보자. 어떤 사람들은 슬픔과 분노를 느낄 것이고, 다른 사람들은 용기와 과감성을 보일 것이다. 제2차 세계 대전 동안 나치의 수용소에 갇혀 있던 유태인 정신의학자 Viktor Frankl은 우리가 생의 목적과 의미감을 가지고 있다면 어떤 환경이라도 견디어 낼 수 있다고 하였다. 실상 그는 인생의 의미를 추구하는 것이 우리 모두에게 가장 기본적인 것이라고 생각했다. Frankl은 수용소에 갇혀 있으면서도 생의 의미를 찾아낸 동료들에 관하여 감동적인 기록을 남겼다. 예를 들어, 그는 동료 죄수들을 도와주고 상담해 주는 데서 의미를 찾았다.

이는 약간 극단적인 예다. 무엇보다도 우리가 일상생활의 스트레스에 관하여 말할 때는 수용소 생활을 말하는 것은 아니다. 그럼에도 불구하고, 사소한 짜증에서 중요한 비극적인 일에 이르기까지 우리가 인생에서 맞이하는 어떤 상황에 대한 반응은 우리가 그 사건을 해석하는 방식과 그 사건이 우리의 가치 체계에 미치는 효과에 의해 영향받는다는 것을 알 수 있다. 예컨대, 출산의 고통은 생명을 제공한다는 중요성 때문에 부상에 의한 고통보다는 더 참기가 쉽다. 자신의 일을 의미 있고 중요한 것으로 본다면 직업상의 스트레스를 더 쉽게 다루어 갈 수 있다. 가정 내에서 일어나는 어려움에 대한 반응은 우리가 가족의 조화에 부여하는 가치에 의해 영향을 받는다. 죽음을 앞두고 있는 사람들을 상담해 주는 이들은 사람들이 예견되는 자신의 죽음에 얼마나 서로 다른 반응을 보이는지, 또 그의 가치와 목적의식이 그 반응을 결정하는 데 얼마나 중요한 역할을 하는지에 관하여 자주 말한다.

이 책의 다른 곳에서 우선순위를 정하는 것 그리고 선택과 결정을 하는 것에 관하여 논의하였다. 가치가 혼란되고 자신의 생에 대하여 분명한 개념이 없는 사람들은 그들의 결정에 영향을 주는 생에 대한 장기적 안목이 없기 때문에 갈등을 해소하거나 의사결정을 할 수 없다. 그들이 자신의 생에 대해 중요한 결정을 하지 못하기 때문에 사소한 결정 하나하나가 위기가 된다. 자신이 누구인지 또 자신이 인생에서 무엇을 원하는지를 아는 사람들은 더 쉽게 매일매일의 결정을 할 수 있다.

따라서 스트레스를 다루는 완전한 프로그램은 자신의 가치를 분명히 하는 것을 포함해야 한다. 장기적으로 자신의 생에서 중요한 것이 무엇인가를 생각하는 것, 이것은 철학과 종교와 도덕에 대하여 생각하는 것을 말한다. 이것은 자신에게 가장 중요한 것이 무엇이며, 자신의 목표와 꿈이 무엇이며, 자기 인생에서 무엇을 하기 바라는지를 묻는 것을 의미한다. 가치를 분명히 한다는 것은 생의 의미를 찾는 것이고, 따라서 일상적 활동의 의미를 찾는 것이 된다. 그리하여 스트레스 상황을 만났을 때 그것을 좀 더 큰 맥락, 즉 전 생애의 맥락에서 볼 수 있고, 그에 따라 좀 더 쉽게 스트레스를 다루어 갈 수 있게 된다.

자신의 가치를 분명히 하는 것은 우리 삶에서 중요한 과업이다. 그것이 완성될 수는 없다. 가치의 명료화가 가장 필요한 인생의 두 단계는 청소년기와 중년기다. 청소년은 자신의 인생을 계획하기 위해 가치를 찾는다. 어떤 직업을 가질 것인가? 즐거운 일자리를 찾는가, 돈, 명성 혹은 성취를 찾는가? 내 인생을 위해서 도대체 무엇을 찾고 있는가? 우리가 중년기에 도달하면 자신의 인생이 어떻게 진행되었는가를 보기 위해 잠시 멈추어 묻는다. '나는 바른 선택을 했는가? 여러 해 동안 이런 유형의 인생을 살아왔는데 이것은 정말 내가 원하는 것인가? 다시 한 번 시작한다면 무언가 좀 다르게 할 것인가? 내 아이들도 내가 살아왔던 것과 같은 유형의 인생을 살기 바라는가?' 이 생의 두 단계가 특히 가치에 관심을 두지만, 우리 인생의 어떤 시점에서도 자신이 가치 체계를 검증해 볼 수 있다.

 가치의 명료화는 전 생애에 걸친 과제이기 때문에 어떤 안내나 연습으로 해결할 수는 없다. 이것은 스스로 할 수밖에 없다. 이 주제를 제시하는 목적은 스트레스 상황에 대한 우리의 반응에 미치는 가치의 역할을 지적하고, 우리 인생에서 가치가 얼마나 중요한가를 당신이 깨닫도록 도와주고, 이제까지 그렇게 하지 않았다면 자신의 가치에 대하여 생각하기 시작하도록 하기 위한 것이다. 이것이 중요하다는 점을 알게 되는 것이 이 과정의 시작이다. 자신의 가치관을 스스로 결정해야 함을 알고, 단지 물러앉아서 어느 날엔가 그것을 발견할 수 있게 되리라고 믿고 있기보다는, 자신의 생의 의미를 스스로 만들어 내야 함을 아는 것이다. 이 단원의 연습은 당신이 그런 생각을 시작할 수 있도록 돕기 위해 마련된 것이다. 이 연습은 꽤 길지만 필자도 이전에 이것을 해 보았으며, 그것들은 시간을 들여 할 만한 가치가 있다. 이 연습은 당신이 자신의 가치에 관하여 생각을 시작하거나 재고할 수 있게 해 준다. 이 과정을 더 계속하기 위하여 친구들과 논의하거나, 종교집단에 참여하거나, 가치 명료화에 관한 책들을 읽거나, 가치 명료화 과정에 등록하는 방법을 쓸 수도 있다. "삶의 가치는 그것을 살아가는 사람에 달려 있다."라는 격언은 당신의 가치를 분명히 하라는 말이다.

연습 exercise

1. 아래에는 당신에게 중요하거나 중요하지 않을 수 있는 가치의 목록이 있습니다. 이것은 완전한 것이 아니며 서로 겹치는 것들도 있습니다. 자신의 가치를 나타내는, 당신이 중요하다고 생각하는 항목의 해당란에 O표를 하십시오. 선택에 제한은 없습니다. 그중 몇 개만 택할 수도 있고 전부를 택할 수도 있습니다. 자신에게 중요한 것은 전부 표하도록 하십시오.

_____ 기쁨/안락   _____ 다른 사람을 위한 희생
_____ 남의 눈에 비친 성공   _____ 아름다움
       (지위, 명성)
_____ 지식/지혜/이해   _____ 부
_____ 사랑과 우정   _____ 개인적 성숙과 통합
_____ 흥분/모험   _____ 의미 있는 일
_____ 충분한 여가   _____ 형평/공정
_____ 안전   _____ 독립/자유
_____ 자기존중   _____ 행복
_____ 건강   _____ 다른 사람에게 도움이 되는 것
_____ 자기 나름대로의 성공

그다음에는 자신이 가지고 있는 가치 중에서 위의 목록에 포함되지 않은 것들을 생각해 보십시오. 그것을 결정하는 데 다음의 질문이 도움이 될 것입니다. 내 인생에서 정말로 중요한 것은 무엇인가? 내가 앞으로 1년밖에 살 수 없다면 나는 무엇을 할 것인가? 나는 어떤 일을 하며 시간 보내기를 좋아하는가? 어떤 일에 돈을 쓰기를 좋아하는가? 어떤 일에 찬성하는가? 무엇을 위해 기꺼이 목숨을 바치겠는가? 어떤 일에 참여하기를 좋아하는가? 아래의 빈칸에 자신의 부가적인 가치를 써넣으십시오.

_____

_____

마지막 과제는 위의 목록에서(이 책에 제시된 것과 자신이 만든 것) 당신에게 가장 중요한 가치 16가지를 선택하는 것입니다. 자신에게 더 중요한 16개의 가치를 위의 목록에서 뽑아 아래의 빈칸에 적으십시오. 그 가치를 가장 잘 나타낸다고 생각되는 단어를 사용하십시오. 여기에서 제시된 말들을 그대로 쓸 필요는 없습니다. 전체를 주의 깊게 살펴보고 그중에서 16개를 고르도록 하십시오(특별한 순서를 생각할 필요는 없습니다.).

나에게 가장 중요한 16개의 가치들:

_____   _____
_____   _____
_____   _____
_____   _____
_____   _____
_____   _____
_____   _____
_____   _____

2. 다음에는 특별한 모양으로 배열된 16개의 줄이 있습니다. 이 연습에서는 위에서 고른 16개의 가치들을 그 중요성에 따라 배열하는 것입니다. 16개의 가치를 살펴보고 그중에서 자신에게 가장 중요하게 생각되는 3~4개를 고르도록 하십시오. 이들을 검토하여 그중에서 어느 것이 자신에게 가장 중요한 가치인지를 결정하십시오. 다른 사람의 견해에는 신경쓰지 마십시오. 자신이 생각하는 대로 하는 것이 중요합니다. 그 가치를 1번이라고 쓰인 칸에 적어 넣으십시오. 이제 앞서 고른 것들 중에서 그 다음으로 가장 중요한 두 개의 가치를 2번 칸에 적어 넣으십시오. 다음에는 자신이 생각하기에 가장 덜 중요한 가치를 3~4개 고르십시오. 물론 이들은 당신이 고른 가치이기 때문에 모두 중요하기는 하지만,

다른 것들보다 덜 중요한 가치가 어떤 것인가를 결정해야만 합니다. 이것들을 살펴본 후, 그중에서 어느 것이 가장 덜 중요한지 결정하여 아래쪽에 있는 7번 옆에 적어 넣으십시오. 이제 남아 있는 가치들을 살펴보십시오. 이들을 검토하여 남아 있는 것 들 중에서 다른 것들보다 더 중요한 세 개의 가치를 결정하고 이들을 3번 옆에 적으십시오. 이제 일곱 개의 가치가 남아 있습니다. 그 일곱 개 중 보다 덜 중요한 세 개의 가치를 선택하여 5번 옆에 적어 넣으십시오. 이제 네 개의 가치가 남았습니다. 그것을 4번 칸에 적어 넣으십시오.

1. _____

2. _____   _____

3. _____   _____   _____

4. _____   _____   _____   _____

5. _____   _____   _____

6. _____   _____

7. _____

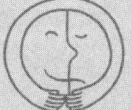

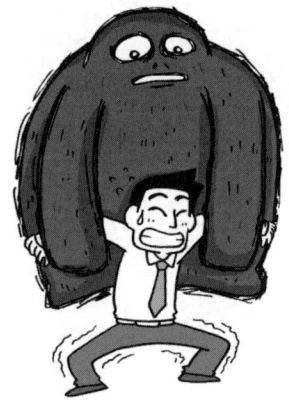

Chapter 04
과제 수행에 대한 활동

방법 15. 요구를 감소시키기

방법 16. 통제하기

방법 17. 불확실성을 감소시키기

방법 18. 끝내지 못한 일 끝마치기

방법 19. 변화를 최소화하기

우리가 경험하는 스트레스는 일상생활에서 부딪치는 과제와 사건에 대한 우리의 반응에 의해 생긴다. 제2부에서 당신은 과제와 사건에 대한 자신의 반응을 수정하는 방법을 배웠다. 제3부에서는 과제 그 자체를 수행하는 방법을 배울 것이다. 이제까지 보았듯이, 스트레스의 주 원천은 좌절, 갈등 및 압력이며 스트레스를 얼마나 많이 겪느냐는 요구의 수, 요구의 모호성 그리고 돌발성 등이 개인이 문제를 보는 방식이나 유능성 같은 개인적 특성과 결합되어 결정된다. 자신을 다루는 것 못지않게 과제 자체를 수행하는 방법을 바꿀 때 스트레스는 더 많이 줄어들 수 있다. 여기에는 요구를 감소시키기, 통제하기, 불확실성을 감소시키기, 끝내지 못한 일을 끝내기 그리고 변화를 최소화하기가 포함된다.

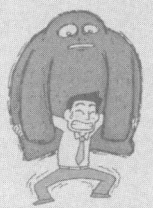

요구를 감소시키기

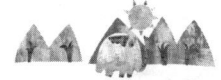

대부분의 사람들에게 스트레스에 관하여 물어보면 자기가 받고 있는 압력에 대해 이야기한다. 스트레스를 받고 있는 사람에 대한 우리의 전형적 이미지는 이 일 저 일로 분주하고, 기분이 혼란스럽고, 안절부절못하며, 제한된 시간 내에 일을 마치려고 하는, 할 일이 많은 어떤 사람이다.

때로 스트레스를 받는 사람은 상당량의 책임을 지고 있으며 중요한 결정을 해야 하는 사람으로 보이기도 한다. 스트레스에 대한 이러한 관점은 스트레스의 외적 요인, 즉 우리에게 주어진 요구를 강조한다. 요구가 너무 많아서 혹은 특수한 유형의 요구 때문에 스트레스가 생긴다면 우리는 그 요구들을 감소시킴으로써 스트레스를 감소시킬 수 있다.

이것은 우리에게 부과된 요구의 양과 우리가 경험하는 스트레스의 정도 간에 직접적인 관계가 있다는 의미는 아니다. 스트레는 외적 요구에 대한 내적 반응에서 생기기 때문에 요구에 대한 우리의 반응이 불안, 걱정 및 이와 유사한 정서 중 어느 하나가 아닌 바에는, 많은 요구에 직면하더라도 스트레스를 별로 느끼지 않을 수 있다.

사람들의 외적 요구에 대한 반응에는 차이가 있다. 어떤 사람들은 일을 많이 하면서 성장하는 것 같다. 열정적으로 일하는 사람들은 여러 가지 가족활동에 참여하고, 지역사회의 일에 개입하여 그러한 활동을 즐기고, 이 요구들이 전혀 스트레스를 주지 않는다고 말할 것이다. 사실 그들은 이러한 활동이 스트레스를 없애준다고 생각할 수도 있다.

그러나 다른 사람들은 과도한 요구나 일을 마치는 데 시간이 제한되어 있다는 것이 스트레스를 준다고 생각한다. 더욱이 우리는 흔히 특수한 과제나 책임이 과도하지 않으면서도 우리에게 매우 스트레스를 준다는 것을 알게 된다.

당신의 항목표(방법 1)에 적었던 자기 자신의 생활에서 경험하는 스트레스를 재검토해 보라. 그 스트레스 중 얼마나 많은 것이 자신에게 부과된 요구에서 생기는가? 앞에서 논의한 방법을 사용하여 그러한 요구에 대한 자신의 반응을 바꾸고, 또한 몇 개의 요구를 감소시키기 위한 작업을 할 수 있다.

요구를 감소시키는 것이 항상 쉽거나 가능한 것은 아니다. 예컨대, 직업상의 어떤 요구들이 있을 때 우리는 그것들과 부딪쳐야만 한다. 그러나 다른 요구들은 자기가 부과한(self-imposed) 것이며, 우리 생활방식의 대부분이 그것들을 포기하기 어렵게 한다. 흔히 우리가 하고 있는 어떤 일을 그만둘 수 없다고 말할 때, 그것은 때로 하고 있는 어떤 일을 그만두지 않겠다는 뜻이기도 하다.

우리가 반응하고 있는 요구들을 주의 깊게 재검토해 보면 그중 몇 가지 요구는 감소시킬 수 있음을 알게 된다. 재검토를 마치면서 자기가 일을 너무 많이 하려고 하는 것은 아닌지 스스로 자문해 보라. 당신이 하려고 하는 일들을 모두 해야만 하는가? 자기부과적 요구 중에서 감소시킬 만한 것이 있는가? 그런 문제에 정직하게 대답해 보면 어디에서 요구를 감소시킬 수 있는지를 아는 데 도움이 될 것이다.

15-1. 우선순위를 정한다

활동들을 배제함으로써 요구를 감소시킨다는 것은 어려울지 모른다. 때로 우리는 모든 것을 다 하고 싶어 하고 어떤 활동을 제외시키기가 어렵다는 사실을 알게 된다. 이때에 우선순위를 설정함으로써 스스로를 도울 수 있다. 우리가 성취하고자 하는 것을 전부 살펴보고 어떤 것이 다른 것보다 더 중요한가를 결정해야 한다. 사려 깊게 이 일을 하고 나면 우선순위가 낮은 활동들을 다른 것보다 더 쉽게 포기할 수 있다.

결혼을 한 후 일도 해야 하고 자녀양육도 해야 하는 여성들은 일과 가족의 요구를 모두 잘 만족시키기가 어렵다는 것을 알게 된다. 그러한 상황에서 그들이 느끼는 압력(그리고 죄책감)은 고통을 줄 수 있다. 이 새로운 상황을 가장 잘 다스리는 여성들은 완전한 경력 여성이면서 동시에 완전한 가정주부가 되려고 하지는 않는다. 대신, 그들의 경력이나 가사일 중 우선순위가 1순위인 것을 선정한다. 그들은 1순위의 요구를 가능한 한 많이 충족시키고, 시간이 남으면 2순위의 요구에 반응한다. 이것은 경력이 더 높은 여성들이 가족 돌보기를 무시하거나 그만둔다는 뜻은 아니다. 이는 자신이 원하는 만큼 충분한 가정주부가 될 수 없다는 사실을 받아들인다는 뜻이다. 그들은 여러 가지 가사 책임에도 우선순위를 정한다. 예컨대, 자녀들과 함께 시간을 보내는 것에 우선순위를 두고, 오락과 집안일에는 시간을 적게 쏟기로 결정하는 것과 같다. 여홍시간을 줄이거나 완전무결한 가정을 유지하지 못하더라도 괜찮다. 왜냐하면 그들은 분명하게 우선순위를 지키기 때문이다.

원하는 것을 모두 다 할 수 있는 사람은 아무도 없다. 무엇이 가장 중요한가를 결정하고 그것에 집중해야 한다. 첫째, 중요한 요구와 중요하지 않은 요구를 구분할 줄 알아야 한다. 하고자 하는 일을 일정한 기간 내에 모두 다 할 수는 없다는 것을 알게 되면, 어떤 요구가 중요한지 그리고 어떤 요구를 충족시키지 않고 그대로 놔둘 수 있는지를 결정할 수 있다. 당신이 아이를 놀이공원에 데리고 가는 것이 집안일을 끝내는 것보다 더 중요하다고 결정할 수 있으면 집안일을 제쳐둘 수 있다. 둘째, 주요한 과제와 세세한 과제를 분리시킬 줄 알게 되면 스스로 도움을 받을 수 있다. 예컨대, 모든 일의 세부사항에 대하여 애태우지 않으면서도 새로운 과제를 착수할 수 있다.

어떤 우선순위들은 가족이나 경력에 자신을 맡기는 것과 같이 거의 전 생애에 걸친 것이다. 또한 신체 및 정신건강은 전 생애 동안 최우선이 되어야 한다. 때때로 우리의 단기적 우선순위는 변한다. 신체적으로 지쳐 있으면 일이나 오락보다는 휴식이 우선순위를 차지한다. 다른 경우에는 이러한 우선순위들이 뒤바뀌기도 한다.

일단 우선순위를 정하고 나면 한 번에 한 가지씩 과제를 착수할 수 있다. 1순위에서 시작해서 다음 순위로 해 나간다(이 단원의 연습 참조). 실제로는 모든 일에 우선순위를 정하지 않더라도 끝낼 필요가 있는 과제의 목록을 작성하고 그에 따라 한 번에 하나씩 해 나감으로써 스트레스를 줄이는 데 도움을 받을 수 있다. 자신이 우선순위상 낮은 항목들을 포기할 수 없다면, 당신은 '나는 항상 모든 과제를 완료해야만 한다.' 라는 묵언의 규칙에 따라 살고 있는 것이다. 이것이 사실이라면, 당신은 이를 더 합리적인 규칙으로 대치하도록 배워야 한다(방법 7. '묵언의 규칙 바꾸기' 참조).

15-2. 몇 가지 활동을 제외시킨다

전체적인 우선순위를 건드리지 않고도 우리가 직면하는 몇 가지 요구를 없앨 수 있다. 과중한 스케줄에서 몇 가지 활동을 제외시킬 때마다 요구를 감소시키는 것이고, 따라서 스트레스의 원천을 감소시키는 것이다. 예컨대, 많은 사람들은 직장에서 열심히 일하고 복잡한 사회생활은 야간과 주말로 미루려 한다. 더 단순한 사회생활은 잠시 동안은 이득이 될 것이다. 다른 사람들은 한꺼번에 여러 가지 다른 계획들을 가지고 있다. 그들은 자신의 노력을 몇 가지에만 쏟기로 하는 것이 좋을 것이다. 어떤 상황에서든 자신이 하려고 하는 모든 것을 다 해야만 하는지, 아니면 몇 가지 활동을 쉽게 제외시킬 수 있는지 자문해 보라. 당신은 자신이 하고 있는 모든 것이 필수적이라고 생각했으나, 별 문제없이 그런 활동 중 몇 가지를 포기할 수 있다는 것을 알게 될 것이다.

15-3. 활동을 덜 복잡하게 만든다

당신이 매우 큰 프로젝트를 시작하려고 할 때 많은 일을 해야만 할 것 같으면 그 자체가 스트레스를 줄 것이다. 흔히 우리는 특히 복잡한 과제에 대해 염려한다. 이러한 과제를 몇 개의 부분들로 나누고 그 부분들을 개별적으로 해 나간다면 그것을 덜 복잡하게 만들 수 있다.

예컨대, 회사일에 대해 장기 계획을 세우는 사람은 부분적 요소들의 윤곽을 잡음으로써 그 과제에 접근하기가 더 쉽다는 것을 알게 될 것이다. 즉, 자료 수집, 면접, 목표 설정, 목표의 서열화, 목표를 달성하기 위한 시간표 작성 등으로 나누어 윤곽을 잡는다. 손님을 몇 사람 초대하여 음식을 대접하려 할 때 제공할 음식의 종류나 코스뿐 아니라 이 과제의 여러 부분—식단의 선택, 필요한 물건의 목록 작성, 장보기, 집안청소, 식사 전날 미리 몇 가지 음식을 장만하는 등—을 하나씩 나누어 생각함으로써 이를 더 쉽게 할 수 있을 것이다. 전체를 다 보면서 과제를 부분들로 나누어 볼 줄 알게 되면 그다음에는 한 번에 하나의 과제에 초점을 맞출 수 있다. 앞에 놓인 복잡한 과제 때문에 곤란을 겪는 대신 우리는 '이제 다음 단계는 뭐지? 내가 오늘 해야 할 일은 뭐더라?' 라고 말할 수 있다.

15-4. 요구 예정표를 만든다

여러 가지 요구를 감소시키고자 하면서도 그들 중 많을 것을 완전히 제외시킬 수 없는 때가 있다. 우리는 주어진 시간 내에 너무 많은 요구를 다루지 않아도 되게끔 이러한 요구들의 예정표를 만들 수 있다. 크리스마스 쇼핑을 미리 하는 사람은 이 원리를 매우 실질적으로 응용하고 있는 것이다. 기말시험 주간이 닥치기 전에 공부 예정표를 짜고 보고서를 쓰는 학생은 모든 것을 한꺼번에 하지 않기 위해서 요구 예정표를 만들고 있는 것이다. 심한 고통을 경험하는 사람들은 주요한 결정을 뒤로 미루고 싶어 할 수 있다.

요구 예정표를 짜려고 결정하는 것은 마지막 순간까지 모든 과제를 미루어 놓고 싶은 유혹을 물리쳐야만 한다는 것을 의미한다. 그렇게 하면 우리는 일이 다가오는 대로 받아들일 수밖에 없게 된다. 우리가 요구들에 의해 밀려나지 않으면 그들을 어느 정도 통제할 수 있으며, 우리의 인생을 좀 더 편안하게 하기 위한 요구 예정표를 만들 수 있다.

15-5. 비합리적인 요구는 거절한다

사람들이 우리에게 부과하는 요구(이것은 때로는 비합리적이다.)에 부응하려는 우리들의 성향 때문에 많은 스트레스가 생기게 된다. 때로는 알지 못하는 사이에 그렇게 된다. Melvin Gurtov는 이렇게 말했다. "회고해 보니, 나는 내 인생의 대부분을 타인들의 꿈과 기대에 맞추어 살고 일하였다. 이제는 나의 시간을 가지련다."*

우리와 관계를 맺고 있는 대부분의 사람들은 우리가 어떻게 행동해야 하는지, 혹은 무엇을 생각해야 하는지에 관하여 어떤 아이디어를 가지고 있다. 그들은 그들이 우리에게 무엇을 기대하고 있는지를 분명히 혹은 교묘하게 알려 준다. 우리가 그러한 요구를 무심코 받아들이고 타인들의 기대를 충족시키려 할 때 곤경에 처할 수 있다. 흔히 사람들은 누군가가 원하는 바대로 되려고 엄청난 시간과 에너지를 소비한다. 타인들이 있는 그대로의 우리를 받아들이지 않고 그 대신 우리가 다르게 하기를 강요할 때, 우리는

---

* Gurtov, M. (1979). *Making Changes: The Politics of Self Liberation*. Oakland: Harvest Moon Books.

그들의 요구를 충족시키려고 자신의 욕구를 부인하는 위험을 무릅쓴다.

아이러니하게도 타인들이 우리에게 부과하는 요구는 흔히 비합리적이며 때로는 충족시킬 수 없다. 예컨대, 완벽한 학생은 거의 없으며 열광적으로, 완벽하기를 바라는 선생님의 기대에 따르려 하는 학생은 곤란을 겪는다. 아동, 부모, 상급자, 고용인에 대해서도 마찬가지다. 다른 사람들은 "당신은 이렇게 해야 해. 또는 저렇게 해야 해."라고 공공연하게 말하지는 않는다. 그리고 사실상 그들은 요구를 하고 있다는 것을 부인하지만 우리는 그들이 요구하고 있다는 사실을 안다.

흔히 여러 사람들의 요구가 서로 상충하고 경쟁하며, 우리는 그 중간쯤에 어정쩡하게 있게 된다. 10대들은 흔히 부모가 원하는 아들, 딸이면서 동시에 그들의 친구들이 원하는 타입의 사람이 될 수는 없다는 것을 알게 된다. 그들이 모든 사람을 다 만족시키려 하면 할수록 어떤 사람에게는 만족을 덜 주게 된다. 타인들이 당신에게 부과하는 요구에 대해 생각해 보기 위해 이 단원의 연습 3을 이용하기 바란다.

더 나쁜 경우는 한 사람이 우리에게 상반되는 요구들을 제시하는 것이다. 때로 부모들은 젊은이들에게 다음과 같은 메시지를 준다.

- 결혼해서 나가라.
- 집에 있으면서 나를 도와주렴.

- 성공해라.
- 나보다 더 잘하면 안 돼.

(교류분석 이론가들은 이러한 메시지에 대해 많은 책을 써 놓았다.) 이것은 '승산이 없는' 상황이다. 즉, 우리가 무엇을 하든 간에 타인은 우리가 옳은 일을 했다고 생각하지 않을 것이다. 누군가가 당신에게 자기를 위원장으로 선출하면 그에게 일을 너무 많이 시키는 것이고, 자기를 선출하지 않는다면 그를 좋아하지 않는 것이라고 불평한다면 당신은 어쩔 도리가 없는 것이다! 이런 경우 당신은 이와 같은 비합리적인 요구를 거절하고 자신에게 '나는 사람들이 나를 그런 궁지에 몰아넣지 못하게 할 거야. 나는 불가능한 일은 하지 않겠어. 이길 방도가 없다면 내가 할 수 있는 최선을 다하고 그에 관해 걱정하지 않겠어.' 라고 이야기할 수 있다.

때로 요구를 거절한다는 것은 비합리적이거나 불가능한 과제를 수용하는 것만큼이나 어렵다. 나는 스트레스를 감소시키는 방법을 20분 동안에 이야기해 달라는 부탁을 받은 적이 있다. 나는 그런 거창한 주제를 20분 동안에 다룰 수는 없다고 말하면서 거절하였다. 대신 스트레스를 줄이는 구체적인 방법 한 가지를 말해 주었다. 불가능한 상황에서 우리에게 주어지는 요구에 동의하지 말고 그 대신에 먼저 그러한 요구를 받아들이지 않는 법을 배워야 하는 것이다.

이것은 타인들이 우리에게 요구하는 것들에 대해 관심을 두지 않거나, 타인들이 우리에게 기대하는 바에 무관심해야 한다는 의미는 아니다. 부모, 선생님 및 상급자의 기대에 응하는 것은 배우고 성장하는 한 가지 방법이 될 수 있다. 물론 우리는 인생에서 중요한 사람들이 바라는 것에 민감할 필요가 있다. 그러나 우리가 자신의 요구나 희망을 무시하면서까지 타인의 기대에 따라 살려고 발버둥칠 때, 혹은 타인의 기대가 충족시킬 수 없는 비합리적이고 모순되는 것일 때 어려움이 생긴다.

15-6. 자기부과적 요구를 감소시킨다

타인들의 기대가 비합리적인 요구의 유일한 출처는 아니다. 우리는 흔히 스스로 그런 강한 요구를 부과하여 과도한 스트레스를 겪는다. 우리는 때때로 자기 자신이 비합리적으로 일을 할당하는 사람(taskmaster)임을 인식하지 못하고 그 요구가 타인에게서 온다고 생각한다.

예컨대, 완벽주의자를 보라. 이 사람은 모든 것을 절대적으로 그리고 최선의 방법으로 해야 한다고 생각한다. 과제를 잘해내고자 하는 욕망은 완벽주의가 우리에게 요구하는 것과는 비교가 안 된다. 이에 따라 상급자가 보고서를 작성하라고 하는 경우, 우리는 이전에 작성한 어느 것보다 우수하고 완전한 보고서를 작성해야만 한다고 생각하기 때문에 애를 태우고 투쟁한다. 잘하는 것만으로는 충분하지 않다. 공부를 거의 안 하는 학생이 있는가 하면, 과다하게 공부하는 불안에 시달리는 학생이 있으며, 이들은 책을 통째로 외우려 든다. 야심을 가지고 열심히 일하는 것은 좋지만, 자신을 불가능한 기준에 억지로 맞추려 하는 것은 비합리적이다.

어떤 사람들의 경우, 완벽주의 이외의 다른 요구들 때문에 곤란을 겪는다. 단 1분이라도 시간을 허비해서는 안 된다고 자신에게 요구하는 사람은 시간이 조금만 소비되어도 그때마다 좌절과 후회―심지어 죄책감까지―를 느낀다. 그가 요구를 감소시키고, 모든 사람이 때때로 약간의 시간을 허비한다는 것을 인식하면서 가능한 한 효율적이 되려고 한다면, 자신이 충분히 효율적으로 일하지 못하는 불가피한 순간들을 더 잘 다룰 수 있다.

우리를 곤란하게 하는 한 가지 흔한 자기부과적 요구는 모든 사람을 만족시키려 하는 내적 요구다. 누구에게나 실망을 주지 않으려고 하는 사람은 사람들이 그에게 원하는 것을 거절하지 못하고, 곤란한 경우에도 그들에게 화를 내지 못한다. 당신이 아는 사람들 모두가 당신을 좋아하지는 않을 것이다. 당신은 모든 사람의 인정을 받지는 못할 것이다. 모든 사람을 만족시키려 할 때 스트레스는 많아진다. 앞에서 우리는 타인들이 우리에게 부과하는 요구들에 관해 논하였다. 이제 우리는 우리가 다른 사람의 요구들을 충족시키려 하는 요구를 가지고 있다는 것이 또 다른 문제임을 알 수 있다. 그럴 필요는 없는 것이다.

상당한 불행을 가져오는 한 가지 유형의 자기부과적 요구가 있다. 흔히 다른 사람만이 할 수 있고, 또 그들 스스로 해야만 될 일을 우리가 그들을 위해 해 주어야 한다고 생각하는 묵언의 자기요구다. 치통을 앓고 있으면서도 치과에 가지 않으려고 하는 친구나 친척을 알고 있다고 가정해 보라. 당신은 그에게 왜 좋은 치과의사의 치료를 받아야 하는지, 왜 불가피한 일을 연기하는 것이 어리석은지를 알려 준다. 그는 여전히 치과에 가지 않는다. 당신은 몇 가지를 더 이야기한다. 당신은 애원하고 부탁한다. 그러나 그는 가지 않는다. 당신이 합리적으로 할 수 있는 일을 다 했으나 그가 치과의 도움을 받지 않을 것이라는 사실을 받아들이면, 당신은 그 상황을 관리할 수 있게 된다. 반면, 당신이 그를 반드시 치과에 가게 해야만 한다고 결정한다면, 당신은 자신을 불가능한 상황에 집어넣을 수 있다. 오직 그만이 치과에 가기로 결심할 수 있다. 당신은 친구의 한 사람으로서 역할을 할 수는 있으나 그만이 할 수 있는 일은 그에게 남겨 두어야 한다.

때때로 친구가 우울해 있으면 우리는 그의 기분을 좋게 해 주려고 한다. 그러한 가상한 노력도 그를 꼭 더 기분 좋게 해 주어야만 하겠다고 생각하면 비합리적인 자기부과적 요구가 되어 버린다. 얼마나 열심히 하려고 했는가의 관점에서 자신의 노력을 판단한다면, 자신이 한 그 노력에 대해 스스로 좋은 기분을 느낄 수 있다. 그러나 자신의 노력을 타인의 반응 여부에 따라서 판단한다면, 이미 성공의 여지가 전혀 없었던 상황이었더라도 실패감을 느낄 것이다.

이것은 타인을 도우려 하지 말아야 한다는 뜻은 아니다. 사실 타인을 돕는 것은 또한 자신을 돕는 일이기도 하다. 다만 그 사람이 스스로 해야만 하는 일을 대신해 주는 것은 피해야만 한다. 우리는 어떤 방식으로든 도움을 줄 수 있다. 그리고는 그 사람이 원하는 대로 느끼고 반응할 자유를 존중한다.

요구에 대한 이러한 논의는 우리의 내적 반응이 외적 요구와 어떻게 상호작용하는지, 그리고 흔히 그들을 분리시키기가 얼마나 어려운지 보여 준다. 우리는 흔히 자기부과적 요구를 우리가 자신에게 요구하는 것이라기보다는 타인들이 우리에게 거는 기대라고 생각한다. 당신이 이 논의를 읽으면 그중 많은 것들이 비슷하게 보인다는 것을 알 수 있다. 이 요구들은 방법 7. '묵언의 규칙 바꾸기'에서 논하였다. 자기부과적 요구를 효과적으로 감소시키는 방법은 개입된 묵언의 규칙을 찾아내서 그것을 수정하는 것이다.

또 다른 자기부과적 요구는 있는 그대로의 자기보다는 누군가 다른 사람이 되려는 경향에서 온다. 많은 사람들은 자신이 그렇게 되어야 한다고 생각하는 유형의 인물상을 가지고 있으며, 본연의 자기이기를 거부한다. 이는 성장하고 발전하려는 자연스럽고 바람직한 욕망을 말하는 것이 아니라 자기수용의 부족에서 오는 거부에 관해 말하는 것이다. 당신은 이 중요한 주제를 방법 2. '스트레스를 인생의 일부로 인정하기'에서 본 바 있으며, 자기수용이 부족할 때 어떻게 다수의 자기부과적 요구를 가져오는지 알기 위해 그것을 재검토해 볼 수 있다.

15-7. 투쟁의 대상을 신중하게 선택한다

타인들과 관계를 맺고 이 세상을 살아가려 할 때 우리는 자주 곤란과 좌절에 부딪친다. 환경은 우리가 원하는 대로 되지는 않을 것이다. 사람들은 둔감할 것이고 좌절이 생길 것이다. 우리는 언제 사물을 있는 그대로 받아들여야 할지, 또 언제 그것들을 변화시키기 위해 싸워야 할지 결정해야 한다. 그 결정은 어려운 것이며, 사람들은 매 상황마다 어떤 길을 택해야 되는가를 결정할 수 있다(방법 3 참조). 투쟁을 하는 데 시간과 노력이 꽤 많이 소모된다는 것을 알면—이들이 스트레스를 준다—도움을 받을 수 있다. 우리는 투쟁의 대상을 신중하게 선택함으로써 잘해나갈 수 있다.

어떤 상황들은 그렇게 많이 변화될 수 없다. 국회에서 내가 좋아하지 않는 일이 일어날 때마다 항의하기로 마음먹는다면 적어도 하루에 한 번은 국회에 편지를 보내야 할 것이다. 우리는 국회를 있는 그대로 받아들이고 자기에게 특히 중요한 문제들에 대해서만 이메일이나 편지를 씀으로써 혹은 그냥 견디기로 결정함으로써 에너지를 절약할 수 있다. 투쟁의 에너지를 절약하는 것은 중요하다. 많은 사람들은 중요한 문제와 하찮은 문제를 혼동하여, 그대로 내버려두면 괜찮을 상황을 붙들고 계속 싸움을 함으로써 스트레스를 자초한다.

당신이 누군가를 혹은 무엇인가를 변화시키기 위해 애쓰는 생활 영역, 특히 꽤 많은 에너지와 노력을 요구하는 생활 영역을 생각해 보자. 이것들이 당신의 투쟁대상이다. 이 투쟁대상들 중 몇 가지를 포기할 수 있는지 생각해 보라. 어느 것이 중요한지 선택하고 다른 것들은 내버려두도록 결심하라. 자신이 싫어하는 상황마다 싸워야 할 필요가 있는가? 자신에게 정말로 중요한 몇 개의 투쟁거리에 에너지를 집중시키고 중요하지 않은 것은 포기할 수 있는가? 당신의 배우자가 성가시게 구는 습관이 있는 경우에 당신은 그것을 따지기보다는 그냥 살아가기로 결심할 수도 있다. 당신의 상급자가 지시를 하는 방식이 마음에 안 들더라도 그로 인해 참는 법을 배울 수도 있다. 어떤 것이 시간과 에너지를 쏟을 만큼 충분히 중요한 투쟁의 대상인지를 신중하게 고려하고 의식적으로 자신에게 '중요하지 않은 투쟁은 더 이상 할 필요가 없어.' 라고 말하라. 이 단원의 연습 6은 당신이 투쟁의 대상을 신중하게 선택하도록 도와줄 것이다.

연습 exercise

1. 'I. 활동' 이라고 적힌 곳에 자신의 시간 중 상당한 몫을 차지하는 7가지의 활동을 기록하십시오. 지나치게 큰 범주(일, 학교, 가족 등)는 피하고 각 범주 내의 구체적인 활동을 쓰십시오. 'II. 보내는 시간' 에는 당신이 각 과제에 매주 얼마만큼 시간을 쏟는지 추정하여 기록하십시오. 'III. 자의성' 에는 당신이 그 활동에 얼마나 의도적으로 적게 시간을 쏟을 수 있는지—또는 그 활동을 아예 하지 않을 수 있는지—를 1에서 5까지 번호로 적으십시오. (1은 전혀 자의적이 아님을, 3은 중간 정도로 자의적임을, 5는 매우 자의적임을 의미합니다.)

I. 활동   II. 보내는 시간   III. 자의성
_____
_____
_____
_____
_____
_____
_____

이제 3×5의 카드 7장을 준비하여 A부터 G까지를 쓰십시오. 각 카드에 한 가지씩 활동을 적습니다. 이 카드들을 한 번에 두 장씩 가지고 '둘 중 어느 것이 나에게 더 중요한가?' 라고 스스로에게 자문하십시오. 당신이 결정을 하면 그 활동을 기록한 카드에 적혀 있는 문자를 아래에 표시하십시오. 모든 가능한 조합을 확실하게 비교한 후에 지시를 따르십시오. 다 마쳤으면 제시된 공간에 그 활동들을 적으십시오. 가장 중요한 활동은 1번 란에, 두 번째로 중요한 활동은 2번 란에 적으십시오. 이것으로 우선순위의 목록이 구성됩니다.

비교 절차: A카드에 있는 활동과 B카드에 있는 활동을 비교하십시오. 당신에게 어느 것이 더 중요한가? A가 더 중요하면 아래의 '숫자 세기' A란에 표시를 하십시오. B가 더 중요하면 B란에 표시하십시오. 이 절차를 다음 쌍들의 순서로 계속하

십시오. A—C, A—D, A—E, A—G, B—C, B—D, B—E, B—F, B—G, C—D, C—E, C—F, C—G, D—E, D—F, D—G, E—F, E—G, F—G.

숫자 세기	우선순위 목록
1.	1.
2.	2.
3.	3.
4.	4.
5.	5.
6.	6.
7.	7.

2. 요구를 감소시키기 위한 계획을 준비하십시오. 우선순위 목록에서 가장 순위가 낮은 활동부터 시작하여 자신이 어떻게 하면 그 활동에 시간을 덜 소비할 수 있는지 자문해 보십시오. 당신은 그 활동에 지금처럼 그렇게 많은 시간을 소비할 필요가 있는가? 그것은 당신이 생각하는 만큼 중요한가? 당신이 그 활동에 시간을 더 많이 쏟는 것을 좋아한다 할지라도 그렇게 할 필요가 있는가? 어떻게 하면 그 활동에 시간을 덜 소비할 것인지를 결정하십시오. 그리고 우선순위 목록을 거슬러 올라가면서 모든 활동에 대한 자신의 계획을 아래에 적으십시오.

요구를 감소시키기 위한 계획

우선순위 목록 7위의 요구를 감소시키는 방안:

_____

_____

_____

우선순위 목록 6위의 요구를 감소시키는 방안:
_____
_____

우선순위 목록 5위의 요구를 감소시키는 방안:
_____
_____

우선순위 목록 4위의 요구를 감소시키는 방안:
_____
_____

우선순위 목록 3위의 요구를 감소시키는 방안:
_____
_____

우선순위 목록 2위의 요구를 감소시키는 방안:
_____
_____

우선순위 목록 1위의 요구를 감소시키는 방안:
_____
_____

3. 다른 사람들과의 관계 때문에 당신이 스트레스를 느끼는 상황을 최소한 세 가지 선택하십시오. 각각의 상황을 몇 개의 문장으로 기술하십시오. 다른 사람이 당신에게 부과하고 있는 어떤 요구―다른 사람이 당신에게 그렇게 되어 주기를 바라는 어떤 방식―가 있는지를 알아보기 위해 각 상황을 신중하게

숙고하십시오. 그 요구를 기록하십시오. 그리고 자신이 그 요구를 충족시키고 싶은지를 자문해 보고, 그 요구를 충족시키고 싶지 않으면 의식적으로, 의도적으로 그것을 거절하기로 결정하십시오.

상황 1: _____

_____

_____

요구: _____

_____

_____

상황 2: _____

_____

_____

요구: _____

_____

_____

상황 3: _____

_____

_____

요구: _____
_____
_____
_____

4. 당신에게 스트레스를 주는 상황, 특히 자신에 대해 나쁜 기분을 느끼는 상황을 최소한 세 가지 선택하십시오. 자신에 대해 화가 나고, 당혹스럽고, 수치스럽고, 죄책감이 드는 상황 혹은 자신의 결정, 한계나 실패에 대한 걱정이 되는 상황을 선택하십시오. 각각의 상황들을 몇 개의 문장으로 기술하십시오. 당신이 자신에게 하는 어떤 요구가 있는지—자신에게 충족시키도록 기대하는 어떤 내적 기대가 있는지를 알아보기 위해 각각을 신중하게 숙고하십시오. 그것은 합리적인가? 절대로 필요한가? 그것을 충족시키지 않는다면 손해가 있을 것인가? 적절한 시기에 그 요구를 의식적으로, 의도적으로 거절하기로 결심하십시오.

상황 1: _____
_____
_____

요구: _____
_____
_____
_____

상황 2:
_____
_____
_____

요구:
_____
_____
_____

상황 3:
_____
_____
_____

요구:
_____
_____
_____

5. 의자에 편히 앉아서 두 눈을 감고 연습 4에서 선택한 상황 중의 한 상황 속에 있는 자기 자신을 상상하십시오. 가능하면 생생하게 그 상황을 경험하면서 몇 분 동안 그 상황에 대해 공상하십시오. 그리고 자신에게 다음과 같은 말을 반복해서 하십시오.

　　나는 인간이고 따라서 불완전하다.

나는 발전하려고 노력하지만, 또한 있는 그대로의 나를 수용한다.

나는 나의 인간적 결점과 약점을 나쁘게 생각하지 않겠다.

내가 지금 당장 할 수 있는 최선의 일은 있는 그대로의 나를 수용하는 것이다.

연습 4의 각 상황에 대해 이 절차를 반복하고 자신의 반응을 아래에 기록하십시오.

이 연습에 대한 반응:

_____

_____

_____

_____

_____

_____

6. 자신이 현재 맞서 싸우고 있는 투쟁대상의 목록을 작성하십시오. 자신과 싸우는 사람, 자신이 저항하고 있는 상황들, 자신이 가지고 있는 논쟁거리 등. 자기에게 정말로 중요하고 부담을 가중시킬 만한 가치가 있는 각 투쟁대상 옆에 ×표를 하십시오. 다른 것들은 모두 지우십시오. 더 이상 그들과 싸우지 않을 것을 진지하게, 의도적으로 결심하십시오.

현재의 투쟁대상	이 투쟁은 중요하다
_____	_____
_____	_____
_____	_____

_____   _____
_____   _____
_____   _____

통제하기

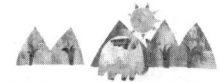

　당신은 자신에게 일어난 일을 전혀 통제할 수 없다고 느낀 적이 있는가? 우리 모두는 그러한 어려움을 경험하였고 그럴 때 얼마나 불편한지 알고 있다. 스트레스의 일반적 규칙은 다음과 같다. 어떤 상황에서 우리가 발휘하는 통제의 양이 적을수록 그 상황이 우리에게 주는 스트레스는 더 많아진다. 자신이 어떤 일이 일어나는 데 영향을 주고 있다고 생각하는 사람들보다, 자신이 영향을 받고 있다고 생각하는 사람들은 상당히 많은 스트레스를 겪는다.

　간호를 받기 위해 요양 시설에 들어가는 노인은 자발적으로 가기로 결정했을 때보다 억지로 가게 되었다고 느낄 때 더 많은 스트레스를 경험하게 된다. 언젠가 한 음악가와 통제에 관해 이야기할 때 그는 다음과 같이 말하였다. "나는 대개 어떤 콘서트를 갖기 전에 불안합니다. 그러나 나는 여전히 대중 앞에서 연주하는 쪽을 택합니다. 당신은 그것을 어떻게 설명하겠습니까?" 매번 콘서트에 앞서 불안을 느낀다는 것은 이해할 수 있다. 그러나 그녀가 더 이상 순수하게 연주하기를 원하지 않고 생계비를 벌기 위해 억지로 연주해야 한다면 무슨 일이 일어날까? 그것은 스트레스를 훨씬 더 많이 줄 것이다.

 직업 스트레스를 논의할 때 사람들은 흔히 관리자들을 심장발작, 궤양, 고혈압에 걸리기 쉬운 사람의 원형(prototype)이라고 말한다. 관리자가 당면하는 요구와 책임은 심각한 스트레스의 근원인 것 같다. 사실상 관리자들이 스트레스를 겪기는 하지만, 직업 스트레스 연구자들은 비서와 부품조립공들이 관리자들보다 훨씬 더 많은 스트레스를 겪는다고 주장한다. 왜 그럴까? 비서와 부품 조립공들은 그들의 일을 많이 통제하지 못하기 때문이다. 그들은 남이 시키는 대로 일을 해야만 한다. 그들은 과제의 순서를 정할 수 없고, 쉬고 싶을 때 쉴 수 없으며, 어떤 방식으로도 조금이나마 스트레스를 감소시키는 데 중요한 통제를 발휘할 수 없다. 관리자들은 책임이 무겁고 확실히 그들이 원하는 만큼 하는 일이 자유롭지는 않지만, 근무 중에 자유선택을 할 수 있는 기회가 여러 차례 있으며, 결과적으로 스트레스를 덜 겪는다.

 오늘날 일반대중들은 많은 스트레스를 경험하는데, 그 이유는 대부분의 사람들이 자신의 생활을 점점 더 통제할 수 없다고 느끼기 때문이다. 정부와 대기업은 우리의 일상생활에 영향을 주며, 우리가 거의 통제하지 못한다고 믿는 일들을 결정하는 것 같다. 부모들에게 그들이 자녀, 특히 10대에게 얼마나 많은 통제를 가하는지 물어보라! 우리 자신, 노동자 및 일반대중에게 가하는 통제를 증가시키는 것은 스트레스를 감소시키는 데 도움이 된다.

16-1. 책임 있는 태도를 가진다

당신은 생활이 자기를 지배하며 그것에 대해 어떻게 해 볼 수 없다고 자주 생각하는가? 생활의 스트레스가 당신이 거의 또는 아무런 통제를 하지 못하는 환경에서 생기는 것 같은가? 자신이 통제를 더 많이 하고 있다고 생각하기 시작하면 스트레스를 관리하기가 더 쉽다는 것을 알게 될 것이다. 이것은 자신이 처한 상황에서 자신의 책임량—그 책임이 아무리 적더라도—을 스스로에게 상기시킴으로써 가능하다. 자신이 선택하여 그 상황이 일어나게 된 경우와 자신이 그러한 상황이 전개되도록 선택한 경우를 찾아보라. 그 상황의 99%가 당신의 통제 밖에 있는 경우에라도 당신은 1%의 통제에 집중할 수 있다. 그것은 많지는 않지만 도움이 된다. 자신이 스스로 선택을 하며 적어도 부분적으로는 책임이 있다는 것을 알게 되면 희생자 같다는 느낌은 들지 않는다. 고통을 받더라도 그것이 우리에게 가해지고 있다고 생각하기보다는 자발적으로 얻은 것이라고 생각하면 덜 무겁다.

자신이 전혀 통제할 수 없을 듯한 상황이라 하더라도 거기에서 자신이 한 선택과 자신이 발휘하는 통제를 발견할 수 있는지 보라. 어떤 사람이 당신에게 약속을 하고 갑자기 고의적으로 그 약속을 깬다면, 당신은 적어도 자신이 그 사람을 믿기로 선택했었다고 생각한다. 애인이 당신을 차 버리면, 당신은 자신이 그를 사랑하기로 했었다는 것을 알 수 있다. 비합리적으로 상급자나 동업자와 함께 있다면, 당신은 다른 직장을 구하거나 사표를 내기보다는 계속 거기에서 일하기로 작정했다는 것을 매일 아침 스스로에게 상기시킬 수 있다.

어떤 상황에 대해 해결책이 없다고 생각할 때조차도 그 상황에 대한 우리의 반응에는 얼마나 책임이 있는가를 상기할 수 있다. 우리에게 일어나는 일에 대한 정서적 반응은 상황 자체에서 생긴다. 친구들에게 비판받고 있는 세 사람을 생각해 보자. 첫 번째 사람은 이를 창피하다고 생각하고 우울해진다. 두 번째 사람은 이를 불공평하다고 생각하여 화가 난다. 세 번째 사람은 이를 도전으로 보고 활기를 느낀다. 이러한 감정들을 일으키는 것은 친구들의 비판이 아니다. 사람들이 상황에 반응하는 방식이 서로 다른 감정으로 이끈 것이다.

우리는 자신이 어떻게 느끼는가에 책임이 있다. "당신은 나를 화나게 했어."라고 말하는 대신에, "나는 당신에게 화가 났어. 나는 스스로 화가 났어. 왜냐하면 나는 당신이 한 행동을 좋아하지 않기 때문이야."라고 말할 수 있다. 어떤 사건이 자신을 우울하게 만들었다고 생각하지 말고, 자신이 발생한 일을 좋아하지 않으므로, 그 일이 더 좋아지지 않을 것이라고 느끼기 때문에, 그리고 자기 자신을 비난하는 경향이 있기 때문에 우울하다고 스스로에게 상기시켜라. 스트레스 정서를 느낀다고 생각할 때마다 자신의 생각과 신념이 그러한 정서로 이끌어 갔다고 상기시켜라. 자신이 통제할 수 없는 사람들이나 사건들 때문에 그런 감정이 생긴다고 보는 대신 자신의 감정에 대해 책임감을 가져라.

책임 있는 태도를 갖는 데 있어서 피해야 할 두 가지 위험이 있다. 첫째, 스스로에게 책임이 있다고 할 경우, 모든 책임을 혼자서 떠맡지 않도록 주의한다. 다른 사람들에게도 역시 책임이 있다. 누군가 나에게 거짓말을 했다면, 내가 그 사람을 믿기로 했었기 때문에 스스로에게 책임이 있다고 볼 수 있으나, 거짓말을 한 사람 역시 책임이 있다. 어떤 상황에 대해 전적으로 책임이 있는 사람은 거의 없다. 자기 몫의 책임을 받아들이고 타인들의 몫은 그들이 받아들이게 하면 기분이 더 좋을 것이다.

둘째, 책임과 비난을 혼동하지 않는다. 책임을 갖는 태도가 스트레스를 받을 때마다 끊임없이 자신을 비난하는 결과를 가져온다면, 그것은 스트레스를 감소시키는 데 전혀 도움이 되지 않는다. 책임 있는 태도를 가짐으로써 자기를 비난하지 않고도 자신의 스트레스에서 스스로가 담당한 부분을 인식할 수 있다. 자기 수용적인 사람은 지나치게 자기비판적인 사람보다 더 쉽게 책임 있는 태도를 가질 수 있다. 자신에게 더 책임이 있다고 보기 전에 비난과 책임의 차이를 생각하라.

16-2. 특별한 일을 한다

끔찍한 비행기 추락사고가 나서 희생자들의 절단된 시체들이 여기저기에 흩어졌다. 그 상황에서 일한 구조대원들은 끔찍한 상황을 목격하였고, 그 후 수주일 동안 거기에서 일하다가 생긴 스트레스의 신호인 불면, 악몽, 긴장, 공포를 보였다. 그러나 한 집단의 구조대들(유품을 훔쳐가려고 하는 사람들을 체포하기 위해 그곳에 있었던 경찰들)은 다른 사람들보다 스트레스의 신호를 적게 보였다. 왜 그랬을까? 이들은 그 상황에서 특별하고 구체적인 어떤 일을 할 수 있었기 때문이다. 그것이 약간의 통제감을 주었고 무력감을 적게 하였다.

자신의 스트레스와 관련된 어떤 특별한 활동을 할 수 있다면 기분이 나아질 수 있다. 우리가 절대로 통제를 할 수 없다고 느끼는 상황에서라도 어떤 특별한 활동이 스트레스 감소에 강력한 효과를 미친다는 것을 결코 과소평가하지 말라. 아마도 사랑하는 사람이 불치병으로 죽어가고 있다는 것을 알게 될 때 가장 강한 무력감이 생길 것이다. 이것은 어떤 방법으로도 우리가 통제할 수 없는 종류의 상황이지만, 무언가 특별한 일을 함으로써 무력감을 덜 수 있다. 어떤 특별한 일을 할 수 있는가? 죽어가는 사람이 될 수 있는 한 편안해지도록 도와줄 수 있다. 가능한 한 자주 그를 방문할 수도 있고, 책을 읽어 줄 수도 있고, 시간을 같이 보내고 대화를 할 수도 있다. 또한 환자가 요양소의 자원을 활용할 수 있도록 도와줄 수 있고, 그 질병의 치료를 연구하는 기관에 돈을 지원해 줌으로써 장기적으로 그 질병을 극복하도록 도울 수 있다. 가장 무력한 상황에서도 우리가 스트레스를 관리하기 위해 할 수 있는 구체적인 특별한 일들을 찾을 수 있다.

16-3. 정보를 찾는다

아는 것은 힘이다! 우리는 이해하지 못하는 것 때문에 더 괴로움을 느낀다. 특정한 상황에 관하여 더 많이 알수록 그에 대한 통제를 더 많이 하게 된다고 생각한다. 따라서 사랑하는 사람의 불치병을 경험하는 예에서, 이미 기술한 것들에 더하여 그 병에 관해 더 알아볼 수 있다. 그러면 무슨 일이 일어나고 있는가 그리고 무엇을 기대할 수 있는가에 관해 더 많이 알게 될 것이다. 이것은 우리에게 앞으로 닥칠 일을 준비할 수 있게 해 준다. 이것이 바로 통제다.

세금 조사를 받을 가능성이 있으면 대부분의 사람들은 스트레스를 느낀다. 국세청에서 당신의 세금신고를 조사해야겠다고 통보해 오면 어떨까? 세금 조사에 대해 가능한 모든 것을 배움으로써 그 상황을 다루는 데 도움을 받을 수 있다. 어떤 절차가 수반되는가? 어떤 질문을 받을 것인가? 자신이 어떤 권리를 가지고 있는가? 자신이 산출한 공제액이 받아들여지지 않으면 무슨 일이 일어나겠는가?

우리는 '누구나 날씨에 관해 말하지만 아무도 날씨를 어떻게 하지 못한다.' 라는 말을 얼마나 자주 듣는가? 그렇지만 태풍과 홍수의 영향을 받는 지역에 사는 사람들은 이러한 자연현상에 대해 그들이 할 수 있는 모든 것들을 배우며 어떻게 살아남을지를 배운다. 많이 배울수록 이러한 재난이 닥칠 때 삶에 대해서 더 많은 통제를 할 수 있다.

16-4. 선택과 결정을 한다

 의식적으로 선택과 결정을 할 때 통제감을 더 많이 느낀다. 선택을 할 때에는 너무 당연하여 무시될 정도로 하지 말고 분명하게 하라. 입원하는 환자들은 자율성을 많이 포기한다. 그러나 작은 것이라도 어떤 선택을 할 수 있도록 해 주면 환자는 병원생활에서 스트레스를 덜 느끼게 된다. 따라서 환자에게 메뉴를 선택하도록 기회를 주는 것도 도움이 된다.

 사랑하는 사람의 죽음이 가장 큰 무력감을 일으키므로 그 상황을 다시 한 번 보자. 우리는 어떤 선택을 할 수 있는가? 과거에는 장의사들이 가족들을 도와주기 위해 모든 일을 도맡아 하고 모든 결정을 내리려고 하였다. 혹은 적어도 그들이 할 수 있는 한 많은 것을 하려 했다. 오늘날의 성직자와 장의사들은 유가족에게 그들이 하고 싶은 대로 선택할 기회를 점차 더 많이 제공하고 있다. 어떤 종교에서는 사람들이 읽게 될 성경 구절이나 찬송가를 선택하도록 할 수도 있다. 또한 고인에게 옷을 입히는 방법, 방문시간, 관의 개폐 및 어떤 절차(마지막 입관과 같은)가 수행될 때 입회할 것인지의 여부 등에 관해서도 선택할 수 있다.

16-5. 주장을 한다

 비주장적인 사람들은 자신을 위해 목청을 돋우거나 자신을 위해 행동할 수 있는 사람들보다 생활에서의 통제감이 적다. 복종적인 사람은 다른 사람들이 원하는 대로 매우 잘 움직인다. 따라서 이 장점들에 주장성을 더하면 생활을 더 많이 통제하게 해 주고, 너무 자주 희생당하고 있다는 느낌을 갖지 않도록 해 줄 수 있다. 주장성은 이미 앞에서(방법 11. '유능성을 개발하기' 참조) 논하였으며, 이제 앞에서 논의한 자료를 재검토해 보는 것이 좋겠다.

연습 exercise

1. 자신에게 스트레스를 주는 상황에 대하여 생각하십시오. 이 상황을, 자신이 거기에 대해 아무런 통제를 하지 못하고 전혀 책임이 없다고 시사하는 방식으로 기술하십시오.

_____
_____
_____
_____

이제 이 상황을 재고하여 자신이 한 어떤 선택이 그 상황을 가져오게 했는지 혹은 그 상황에 대해 어떤 책임이 있는지를 알아보도록 하십시오. 무엇이라도 당신이 이 상황에 영향을 주기 위해 할 수 있는 것을 생각하십시오. 자신이 책임을 질 수 있으며 통제할 수 있는 상황으로 그것을 기술하십시오.

_____
_____
_____
_____

이 상황에서 스트레스를 줄이기 위해 당신이 할 수 있는 특별한 일은 무엇입니까?

_____
_____
_____

이 상황에서 스트레스를 줄이기 위해 당신이 찾을 수 있는 정보는 무엇입니까?

_____
_____
_____
_____

당신은 어떤 선택과 결정을 했습니까? 하고 있습니까? 당신은 이 상황에 영향을 미칠 수 있습니까?

_____
_____
_____
_____

이 상황에서 스트레스를 줄이기 위해 자신이 할 수 있는 일들을 왜 하지 않고 있습니까?

_____
_____
_____
_____

2. 의자에 편히 앉아 두 눈을 감고 스트레스 상황에 놓여 있는 자신을 상상하십

시오. 가능하면 생생하게 그것을 경험하면서 몇 분 동안 그 상황에 대해 상상해 보십시오. 첫째, 그 상황을 자신이 통제할 수 없으며 자신이 할 수 있는 일이 아무것도 없다고 상상하십시오. 다음에는, 그 상황 속에 다른 사람이 있고 그가 그 상황을 다루기 위해 적극적으로 일하고 있다고 상상하십시오. 마지막으로, 자기 자신이 그 상황을 통제하고 적극적으로 관장하는 강하고 유능한 사람이라고 상상하십시오.

이 연습에 대한 반응:
_____
_____
_____
_____

3. 당신을 화나게 하고, 당혹스럽게 하고, 우울하게 하고, 질투 등을 일으키게 한다고 생각되는 상황이나 사람들에 대해 생각하십시오. 무엇 때문에 그 상황이나 사람들이 당신을 그렇게 느끼게 만들었는지 생각하십시오. 그리고 당신의 생각을 바꾸어서 자신의 느낌에 대한 책임을 가정하여, 왜 당신 스스로 그렇게 느끼도록 만드는가를 알아보십시오. 아래의 빈칸에 이 연습에서 당신이 생각하는 바를 기록하십시오.

_____ 은(는) _____
_____ 때문에 나를 화나게 한다.
실제로 나는 _____
_____ 때문에 스스로 화를 낸다.
_____ 은(는) _____
_____ 때문에 나를 당혹스럽게 한다.

실제로 나는 _____

_____ 때문에 스스로 당혹스럽다.

_____ 은(는) _____

_____ 때문에 나를 우울하게 한다.

실제로 나는 _____

_____ 때문에 스스로 우울하다.

_____ 은(는) _____

_____ 때문에 나를 질투나게 한다.

실제로 나는 _____

_____ 때문에 질투가 난다.

_____ 은(는) _____

_____ 때문에 나를 불안하게 한다.

실제로 나는 _____

_____ 때문에 스스로 불안하다.

불확실성을 감소시키기

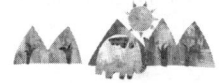

우리가 무지를 두려워한다는 말은 누구나 알고 있으며 여러 가지 점에서 이 말은 진실이다. 우리 모두는 자신이 이해하지 못하거나 잘 알지 못하는 상황에 직면하면 스트레스를 더 많이 겪는 경향이 있다. 특정 상황에서 우리가 기대하는 것이 무엇인지, 또 우리에게 기대되는 것이 무엇인지 확실하지 않을수록 우리가 겪는 스트레스는 더 많아진다. 그러므로 스트레스를 관리하는 한 가지 방법은 불확실성을 감소시키는 것이다.

예컨대, 병에 걸렸으며 일정기간 동안 입원해야 할 필요가 있다는 것을 방금 알게 된 사람이 있다고 생각해 보자. 이는 확실히 스트레스를 주는 상황이다. 일단 자기가 그러한 상황에 놓여 있다는 것을 알게 되면 많은 의문이 마음에 떠오른다. 이 병은 어떤 것일까? 어떤 과정을 밟아야 할까? 고통스러울까? 이 병은 나에게 어떤 영향을 줄까? 얼마나 오랫동안 입원해 있어야 할까? 그

곳은 어떤 곳일까? 이 모든 것이 나에게 어떤 부담을 줄까? 의료보험으로 충당이 될까? 그러한 의문이 풀리지 않을수록 스트레스는 커진다. 해답이 많을수록 그리고 완전할수록 스트레스는 줄어든다.

덜 심각한 예를 들기 위해 당신이 모르는 사람들과 만나는 사교 모임에 초대받았을 때를 생각해 보자. 당신은 어떤 옷을 입을지, 그들이 어떤 사람들인지, 무슨 이야기를 할지, 무엇에 관심을 가지고 있는지 등을 걱정할 수 있다. 무슨 일이 일어날지를 모르는 친숙하지 않은 사회 상황에 들어갈 때는 그렇지 않을 때보다 훨씬 더 걱정을 하게 된다.

17-1. 정보를 찾는다

어떤 불확실성은 지식이나 정보가 부족한 데서 온다. 다른 불학실성은 생소함이나 모호함에서 온다. 생소함과 모호함은 아주 비슷하지만 보통 둘을 함께 묶어서 말한다. 이 단어들은 서로 다른 의미를 가지고 있다. 수술을 받아야 하는데 입원해 본 적이 없다면, 생소한 상황에 직면하는 것이다. 일할 직장은 있지만 내가 할 일이 무엇인지 불분명하다면, 이것은 모호한 상황이다. 내가 전에 그 일을 했을 수 있으므로 그 일과 친숙할 수 있고, 그리고 그런 일을 하면서 느끼는 모호한 느낌과 친숙할 수도 있다. 따라서 불확실성의 세 요소는 정보와 지식의 부족, 생소함 및 모호성이다.

여기에 스트레스를 유발하는 상황들과 그 스트레스를 지식과 정보를 증가시킴으로써, 불확실성을 감소시킴으로써, 그리고 모호함을 해결함으로써 어떻게 관리할 수 있는지에 관한 예들이 있다. 한 젊은 여성이 첫 임신을 했다는 것을 알았다. 그녀가 임신에 관해 되도록 많은 것을 배울 때 스트레스는 감소할 것이다. 거치게 되는 과정, 임신의 효과, 기분이 어떨지, 아기의 건강을 위해 무엇을 해야 하고 무엇을 피해야 하는지, 수유는 어떻게 해야 하는지 하는 것들이다. 이와 비슷하게 갓난아기를 돌보는 방법에 대하여 많이 배울수록 어머니로서 그녀가 해야 하는 의무에 대해 걱정이 적어질 것이다.

한 아동의 가족이 낯선 동네의 새집으로 이사를 갔다. 그 아이의 스트레스는 새 이웃들을 방문하고, 동네 아이들을 만나고, 새 학교를 가 보고, 이사를 하게 된 이유와 이사하는 과정 자체에 대해 알게 됨으로써 감소할 수 있다.

앞 단원(방법 16. 통제하기)에서 국세청에 세무조사를 받게 된 사람의 예를 들었다. 그가 취할 수 있는 가장 좋은 방법은 최근에 세무조사를 받은 사람을 만나서 세무조사가 어떻게 행해졌는지, 그리고 무슨 일이 일어났는지를 알아보는 것일 수 있다. 또한 세무규정과 규제에 관해서 읽어 보고, 그 절차에 관해 국세청 직원과 미리 이야기해 볼 수도 있다.

정보의 추구는 두 가지 스트레스 통제 방법을 포함하고 있다. 통제하기와 불확실성을 감소시키기가 그것이다. 생소함을 줄이고 모호성을 해결하기 위한 정보를 얻도록 자신이 할 수 있는 모든 것을 다하라. 그러면 당신이 겪는 스트레스는 줄어들 것이다. 이것은 어떻게 성취할 수 있는가? 자신이 처해 있는 어떤 상황에 관한 정보를 적극적으로 찾으라. 다가오고 있는 것에 대하여 배우라. 그들 중 많은 것을 질문하라. 선생님, 의사, 고용주, 회계사 등 당신과 관련된 사람이면 누구에게나 그들이 할 수 있는 한 모든 것을 전부 다 당신에게 말해 주도록 요구하라. 독서하라. 탐색하라. 시험해 보라. 무엇인가 불확실할 때마다 그 불확실성을 없앨 방도를 모색하라. 고용주가 당신에게 불분명한 지시를 하면 명확히 해 주도록 요구하라. 무슨 일이 일어날지 모르면 찾아내라. 상황에 친숙해질수록, 앞으로 일어날 일을 덜 많이 알수록, 기대와 지시에 대해서 더 명확할수록, 어떤 상황의 미스터리를 더 벗겨낼수록 당신이 겪을 스트레스는 적어진다.

상황에 대해서 가능한 한 모든 것을 알려고 하는 이 노력들은 개입된 불확실성을 감소시킴으로써 우리를 도와준다. 그들이 우리를 도와주는 또 다른 이유들이 있다. 상황에 대해서 우리가 더 잘 알수록 잘못된 신념과 신화 때문에 당황하는 일이 적어진다.

사람들이 특수한 상황에 대해 가지고 있는 신화로 인해 가슴앓이, 비애, 죄책감 및 불안 등이 생긴다고 생각해 보라. 자녀의 죽음은 누구에게 일어나든 단일 사건으로는 가장 고통스럽고 스트레스를 주는 사건일 것이다. 아주 어린아기들이 뚜렷한 이유 없이 죽는 경우가 있다. 아기를 침대에 눕혀 재웠는데 몇 시간 후에 죽어 있음을 발견하였다고 하자. '갑작스런 유아사망 증후군' 또는

'아기침대 사망' 이라고 알려져 있는 이 현상은 그 자체가 끔찍하다. 그러나 부모들이 사실을 무시하고 막연하게 자기들이 아기를 죽였다고 생각할 때 비극은 더 커진다. 우리는 아기침대 사망을 이해하지 못하지만, 그 일이 생길 때는 그것은 그냥 일어나는 것이지 부모가 어떤 일을 했는지의 여부는 그 죽음에 대해 아무런 책임도 없음을 안다. 모든 부모들이 그 사실을 이해한다면 헤아릴 수 없는 고통스런 죄책감을 느끼는 시간들은 없앨 수 있다.

상황에 대한 지식은 또한 우리가 그것을 이해하고 있음을 아는 데서 오는 확신감과 자신감을 줄 수 있다. 우리는 이해함으로써 통제감을 다소 더 느끼거나 혹은 희생감을 덜 느낀다. 예컨대, 한 아버지가 10대 아들이 자동차 사고로 죽었다는 것을 알았다. 물론 그 무엇도 아버지의 슬픔을 가라앉힐 수는 없다. 그러나 사고 현장에 가 보고 사고의 전말을 모두 알고 무슨 일이 있었는지를 정확하게 이해함으로써 그는 조금씩 나아짐을 느꼈다. 그는 여전히 슬펐지만, 아들의 인생이 끝날 때 일어났던 일을 알고 이해했다고 깨달음으로써 그의 슬픔은 중화되었다.

17-2. 행동을 취한다

불확실성을 감소시키는 한 방법으로서 정보 추구에 관해 언급하였다. 우리는 또한 적절한 행동을 취함으로써 어떤 상황에 더 친숙해질 수 있다. 예컨대, 일단의 사람들 앞에서 이야기를 해야 한다고 가정해 보라. 이것은 당신에게 스트레스를 준다. 이는 새로운 상황이며 당신은 그것에 익숙하지 않고 그에 대해 불편을 느낀다. 당신은 그 상황을 익숙하게 만들 수 있는 몇 가지 일을 할 수 있다. 연설문을 준비한 후 실제 연설할 때 입을 옷으로 갈아입으라. 당신이 사용할 원고는 정확하게 준비되었는가? 이왕이면 당신이 말하게 될 방에 가서 연습을 하라. 이렇게 해 봄으로써 당신이 실제로 연설을 시작할 때—같은 옷을 입고 같은 원고를 들여다봄으로써—그 상황이 그리 낯설지 않게 되고, 따라서 스트레스가 줄어들 것이다. 어떤 스트레스를 주는 과제를 택해서 그것에 친숙해지기 위해 어떻게 미리 연습할 수 있는지 생각해 보라. 이 단원의 연습은 당신에게 정보를 찾는 방법과 당신이 맞이하는 스트레스 상황에 적절하게 행동하는 방법을 알려준다.

대체로 상황에 대해 많이 알수록, 그 상황에서 잘못된 정보를 많이 제거할수록, 더 친숙한 상황을 만들기 위해 더 많은 행동을 취할수록 그 상황은 스트레스를 덜 줄 것이다. 물론 우리는 스트레스를 야기하는 상황(직장, 이사, 질병 등)에 관해 언급하고 있다. 때로는 당신의 생활에서 놀라움이나 미스터리가 반가울 때도 있다. 누군가가 당신 생일에 당신을 초대하여 "당신을 놀라게 해 주고 싶어. 우리가 어디로 가고 있는지 알려 주지 않을 거야."라고 말한다면, 이때는 불확실성을 감소시킬 때가 아니다. 물론 이것이 당신에게 몇 가지 이유로 스트레스를 주는 상황이었다면 사정이 다르겠지만. 만사가 그렇듯이, 불확실성의 감소 원리도 어떤 상황에는 적용되고 다른 상황에는 적용되지 않는다. 이것은 당신이 판단해야 한다. 더욱이 아무리 열심히 해 보아도 불확실성을 감소시킬 수 없는 경우가 있다. 그럴 때 우리는 감소될 수 없는 불확실성을 인내함으로써 도움을 받을 수 있다(방법 9. '불확실성을 견디기' 참조).

17-3. 특수한 불확실성의 영역

우리는 직면하는 여러 상황에서 불확실성을 감소시키고 싶어 한다. 그러나 다음의 세 가지 유형의 상황은 특별히 언급할 필요가 있다.

인간관계

모든 자극 중 가장 모호한 것은 타인과의 상호작용에서 발견된다. 다른 사람들이 무엇을 생각하거나 느끼는지를 알고, 그들이 무엇을 원하거나 기대하는지를 알아내는 것은 때로 극히 어려울 수 있다. 사람들은 대개 그들이 무엇을 생각하거나 원하는지 직접 말하지 않는다. 그렇게 하기를 꺼려하거나 또는 어떻게 해야 할지 모르기 때문이다. 따라서 우리는 다른 사람이 우리에 대해 어떤 생각을 하고 있는지, 또는 특정한 사람이 우리에게 관심이 있는지 궁금할 때 그것을 알아내기가 어려울 수 있다.

이것은 매우 간단한 방식, 즉 물어봄으로써 다룰 수 있다. 상대방에게 그가 무슨 생각을 하는지 물어보라. 그가 어떻게 느끼는지를 직접 물어보라. 그들에게 무엇을 원하는지 물어보라. 물어본 다고 해서 항상 정직한 대답을 얻지는 못할 것이며, 때로 그렇게 물어보려면 불편할 수 있다. 그러나 대개는 성공할 것이다. 사람들에게 시간을 내어 그들의 바람, 욕구 및 감정에 관한 정보를 간단하게 직접 물어봄으로써 도움을 받을 수 있다.

이중 메시지

흔히 우리는 다른 사람들과 의사소통할 때 어려움을 겪는데, 이는 그들이 우리에게 이중 메시지를 보내기 때문이다. 당신을 사랑한다고 말했던 사람이 다음 날에는 당신에게 무관심하게 행동한다. 어떤 사람은 "나는 당신이 하는 일에 전혀 관심이 없어."라고 말하면서 실제로는 관심의 표시를 보인다.

이러한 이중 메시지에서 생기는 불확실성은 다른 인간관계를 다루는 것과 같은 방식으로 취급한다. 그가 정말로 무엇을 원하는지 직접 물어보라. 당신이 그들이 원하는 바가 무엇인지 확실히 알지 못하고 있음을 설명하고, 분명하게 해 달라고 요구하라. 항상 성공하지는 않겠지만 시도해 봄직하다.

역할 모호성

우리는 여러 유형과 범주의 사람들이 서로 다른 방식으로 행동할 것을 예상한다. 지도자는 의사결정을 하고 책임을 질 것으로 예상한다. 의사들은 지식이 많고 도움을 주는 사람이라고 생각한다. 아이들은 공부보다 놀기를 좋아한다고 생각한다. 우리가 생활 속의 어떤 위치에 있는 사람들에게 예상하는 행동들은 역할 행동이다. 남성과 여성에게 기대되는 전형적인 역할은 도전을 받아 왔다. 남성이나 여성이 된다는 것이 무엇을 의미하는가에 관한 우리의 생각은 급격히 변화하고 있으며, 결과적으로 남성과 여성이 서로 어떻게 관계를 맺어야 하는지에 대한 생각도 변화하였다. 이 변화의 시기에 있는 사람들은 행동에 대해 서로 다른 생각들을 가지며 합의점이 없다. 따라서 사람들은 자신에게 어떤 행동이 기대되며, 자신의 어떤 행동이 인정되거나 인정되지 않는가, 그리고 그들이 타인들로부터 어떤 반응을 얻을 수 있는가에 대해 불확실함을 느끼게 된다. 이것은 새로운 위치에 적합한 역할행동을 취할수록 다른 사람들이 그들을 비여성적이라고 볼 수 있는 일하는 여성들의 경우에 특히 그렇다. 필자는 오래전에 직장의 상사로부터 "당신은 여자답지 않게 몸을 사리지 않고 열심히 일해서 좋습니다."라는 말을 들었을때, 이를 칭찬으로 받아들여야 할지 당혹감을 느꼈을 때를 기억하고 있다.

  역할 모호성은 어려운 문제이며 답하기도 간단하지가 않다. 우리는 모호성이 존재한다는 사실을 받아들임으로써, 지금 현재에는 그 문제에 대한 정답이 없음을 인식함으로써, 그리고 가능할 때마다 명확성을 추구함으로써 이 모호성에서 생기는 스트레스를 다룰 수 있다. 친구나 동료와 함께 앉아서 그 문제를 이야기해 보고 불확실성을 감소시키는 몇 가지 방법을 이행해 볼 수 있다.

연습 exercise

1. 아래에는 많은 사람들이 스트레스를 주는 것으로 생각할 수 있는 몇 개의 상황이 있습니다. 각 상황에서 불확실성을 감소시킬 수 있는 방법을 적어 보십시오. 불확실성의 세 요소는 정보와 지식의 부족, 생소함 및 모호성이라는 것을 기억하십시오.

구직:
_____
_____
_____

낯선 도시를 여행하기:
_____
_____
_____

결혼:
_____
_____
_____

대학 입학:
_____
_____
_____

금전 투자:
_____
_____

자신이 현재 직면하고 있는 스트레스 상황:

_____
_____
_____

자신이 현재 직면하고 있는 또 다른 스트레스 상황:

_____
_____
_____

2. 아래에는 자신의 인생에서 중요한 다섯 사람의 이름을 기록하도록 공간이 있습니다. 자신과 그들의 관계에 대해 생각해 보십시오. 그 관계에 대해 당신은 어떤 대답되지 않은 의문을 가지고 있는가? 당신은 그 사람이 어떻게 생각하거나 느끼는지에 관해 어떤 점이 불확실한가? 당신이 혼란이나 불명료함을 느끼는 그 사람의 반응 혹은 그 사람에 대한 자신의 관계는 무엇인가? 그 사람이 당신에게 보낸다고 생각하는 이중 메시지는 무엇인가? 제시된 공간에 각 관계에서의 이러한 불확실성 영역을 기록하십시오. 그리고 그 불확실성을 감소시키기 위해 어떻게 해 나갈 것인지에 대해 생각하고 기록하십시오.

인물: 불확실성 영역:

_____
_____
_____

불확실성을 감소시키는 방법:
_____
_____
_____
_____

인물: _____ 불확실성 영역: _____
_____
_____
_____

불확실성을 감소시키는 방법:
_____
_____
_____
_____

인물: _____ 불확실성 영역: _____
_____
_____
_____

불확실성을 감소시키는 방법:
_____
_____
_____
_____

인물: _____ 불확실성 영역: _____
_____

불확실성을 감소시키는 방법:

인물: 불확실성 영역:

불확실성을 감소시키는 방법:

끝내지 못한 일 끝마치기

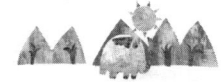

우리는 끝내지 못한 일이 많을 때 어떤 느낌이 드는지 알고 있다. 특히 일을 반드시 끝내야 하는 최종기한에 닥쳤을 때의 느낌을 알고 있다. 그 일은 머릿속에서 떠나지 않고 자꾸만 떠오르고, 긴장을 풀거나, 쉬거나, 다른 일을 하지 못하도록 방해한다. 끝내지 못한 일은 긴장을 가져다줄 수 있다. 때로는 그 일이 끝나기 전에는 완전히 편히 쉴 수 없다. 물론 끝내지 못한 일 때문에 생긴 긴장이 반드시 심한 것은 아니며, 언제나 상당한 스트레스를 초래하는 것도 아니다. 그러나 끝내지 못한 일이 있을 때는 긴장이 약간만 더해져도 스트레스 수준이 높아진다. 이럴 때는 평소에는 아무렇지도 않게 대응하던 친구나 가족의 말에도 신경이 곤두서게 된다. 우리의 생활에서 끝내지 못한 일의 양을 줄일 수 있다면 스트레스가 줄게 된다.

끝내지 못한 일이란 단순히 끝내야 할 필요가 있는 과업만을 말하는 것이 아니다. 우리가 검토해야 할 두 번째 유형의 일은 정서 생활에서 끝내지 못한 일이다. 즉, 표현되지 않았던 정서와 대인관계다. 자신을 화나게 만든 상황에 있으나 그 분노를 표현하지 않았다고 생각해 보자. 아마도 당신은 늘 분노를 표현하기 꺼리는 사람이거나, 아니면 바로 그 순간에는 분노를 표현하는 것이 부적절하다고 여겼기 때문일 것이다. 이유가 무엇이든 당신은 그 분노를 묻어 놓는다. 인간행동에 관하여 배우는 사람들 대부분이 그 분노가 사라져 버린 것이 아니라는 데 동의한다. 분노를 묻어 놓으면, 즉 표현하지 않으면 자신이 그것을 인식하지 못하더라도 그 분노는 자신에게 머물러 있으며, 자신의 생활에서 긴장으로 경험될 수 있다. 표현되지 않은 분노는 끝내지 못한 일이다. 그 긴장과 그 결과로 생기는 스트레스를 몰아내는 일은 분노를 표현하는 것이다.

우리가 흔히 억제하는 또 하나의 정서는 비탄이다. 사랑하는 사람의 죽음, 실직, 승진 누락 또는 다른 심각한 상실을 겪을 때 우리는 비탄이라 부르는 길고도 복잡한 과정을 거쳐야 한다. 불행하게도 우리는 비탄을 내보이거나 비탄의 고통을 겪는 것을 매우 꺼리기 때문에 자신이 그 과정을 다 마치게끔 허용하지 않는다. 이상하게도 우리는 울고, 슬픔을 느끼고, 비탄의 과정을 통하여 그들이 치유되게끔 사람들을 고무하기보다는 자신의 짐을 조용히 극기하며 견디는 사람들을 칭찬한다. 숨겨진 분노와 마찬가지로 표현되지 않은 슬픔은 우리 곁에 머물면서 그것을 표현하기 전까지 스트레스로 작용한다. 슬픔과 분노처럼, 표현되지 않고 억제된 어떠한 정서에도 똑같은 원리가 적용된다. 표현되지 않은 정서는 끝내지 않은 일이다.

　세 번째 유형의 끝내지 못한 일은 종결되지 않은 인간관계에서 온다. 친구가 당신에 대해 오해하고 있다고 가정해 보자. 당신은 그와 만나 이야기를 나누어서 잘못된 부분을 설명하고 진실을 전하기를 바란다. 그 설명을 함으로써 이제 되었다는 느낌을 경험하기 전까지는 끝내지 못한 일을 가지고 있는 것이다. 또 친구가 갑자기 이사를 가서 그에게 말하고 싶은 것이 많으나 그렇게 하지 못했다면 그것은 끝내지 못한 일이다. 또 친구가 정말로 당신에 대해 어떻게 생각하고 있는지에 관하여 혼동을 일으키는 말을 했다 하자. 그 혼동을 말끔히 거두기 전에는 당신은 끝내지 못한 일을 가지고 있는 것이다.

　네 번째 유형의 끝내지 못한 일은 결정을 내려야 할 필요가 있는 일이다. 결정을 내려야 할 때마다 설사 그것이 사소한 결정이라도 노력을 기울여야 하며, 약간의 스트레스를 초래한다. 그 결정에 대해 걱정하고 초조해할 때, 결정을 연기할 때, 그리고 그것이 당신의 마음을 온통 휩쓸 때 상당히 많은 스트레스가 생긴다. 결정 내려야 할 일이 많을수록 스트레스는 증가한다. 내려지지 않은 결정은 끝내지 못한 일이다.

　이렇게 끝내지 않은 일은 완성이 필요한 과제, 표현되는 것이 필요한 정서, 종결이 필요한 인간관계, 결정을 내려야 할 일 등으로 구성되어 있다. 자신의 생활에서 끝내지 않은 일을 점검해 나가다 보면 이 네 가지 유형들이 구별하기 어려우며 한 특정 상황이 두세 가지를 포함하고 있음을 알게 된다. 네 가지 유형이 서로 비슷하므로 그 상황이 어떤 유형의 끝내지 못한 일을 나타내는지를 결정하는 데 고심할 필요가 없다. 대신에 끝내지 못한 일을 끝마치고 다음에서 논의될 방법을 사용하는 데 시간을 보내라.

18-1. 과제를 끝마친다

끝내지 못한 일을 다루는 가장 명백한 방법은 그 일을 끝마치는 것이다! 그저 그 일을 하라! 당신의 책상 위에 있는 끝내지 못한 일을 말끔히 해치우라. 끝내지 못한 일의 문제는 그보다 복잡할지 모르지만, 우리가 흔히 사소한 일을 신경과민이 될 지경까지 쌓아 놓고 있다는 것을 간과해서는 안 된다. 자신이 끝내지 않은 일들을 걱정하는 데 에너지를 쓰고 있다는 것을 알게 되면 그 일들의 목록을 작성하고 하나씩 해 나가기 시작하라. 그 일을 마칠 때마다 그 항목을 확실히 지워 나감으로써 진척을 볼 수 있게 하라. 우리들 대부분은 해야 하는데 하고 싶지 않은 몇 가지 허드렛일이 있다. 우리는 내일 해야지 하고 미루면서 결국 그 일을 마치는 데보다는 걱정하는 데 더 많은 시간과 에너지를 소비한다.

18-2. 단기목표를 세운다

　어떤 과제는 빠른 시간에 완성될 수 없다. 논문을 작성 중인 학생은 그것을 일주일 내에 완성할 수는 없다. 장기 계획을 수행 중인 행정가는 완성을 향해 돌진할 수 없다. 책을 쓰기 시작한 지 일주일 만에 끝낼 수는 없다. 어떤 과제는 우리가 아무리 힘을 기울여도 결코 완성되지 않는다. 언제나 자기 전공 분야의 정보를 잘 얻고 싶지만 읽을 책과 논문의 수는 끝이 없다. 경영자는 늘 생각하고 계획을 세우고 있다. 사업은 정지한 채 있을 수 없다. 합리적인 단기 목표를 세움으로써 그러한 상황을 다룰 수 있다. 각 목표에 도달하면, 무언가 특별한 것을 달성하였다는 것을 알게 됨으로써 완성감을 가질 수 있다. 이 완성감은 어느 곳에도 이를 수 없다는 생각에서 생기는 끊임없는 불편감을 대신해 준다. 자신이 이룬 일을 주의 깊게 살펴봄으로써 당신은 이루지 않은 일에 초점을 둘 때 생기는 스트레스를 줄이게 된다.
　따라서 긴 보고서를 쓰는 사람은 그것을 단원으로 나누어서 각 단원이 완성되어 가는 것에 주의를 기울인다. 어떤 학생은 교과서의 일정량을 완료하거나 매주 일정량의 시간을 쏟기로 결정하고 시간의 흐름에 따른 진척을 기록할 수도 있다. 단기 목표를 세우고 그것을 완성하는 것은, 특히 과제가 매우 큰 것이거나 결코 끝맺을 수 없는 것일 때는 스스로에게 자기가 이룬 것을 보여 줌으로써 긴장을 효과적으로 줄일 수 있다. 그것은 또한 과제의 복잡성도 감소시킨다(방법 15-3. '활동을 덜 복잡하게 만든다' 참조).

18-3. 비축시간을 정한다

끝내지 못한 일 중에는 해결되어야만 할 문제와 내려져야 할 결정에 관한 걱정이 포함된다. 우리는 언제나 그 일에 대해 걱정하거나 초조해하는 자신을 발견한다. 이것이 문제가 되기 시작할 때는 그것을 다룰 시간을 비축해 둔다.

화요일 밤 8시에서 10시까지를 비축시간(reserved time)으로 설정해 두었다고 하자. 그 주일의 다른 어떤 시간에 그 문제나 결정이 마음을 온통 휩쓸 때 스스로에게 이렇게 말할 수 있다. '화요일 밤에 이것을 다루기로 이미 계획을 세웠어. 그러니 지금 그것에 관심을 둘 필요가 없지.' 문제에 대해 생각하거나 결정을 내리기 위한 시간을 따로 챙겨 두었다는 것을 깨달으면 다른 시간에 마음을 해방시키기가 더 쉬워질 것이다. 그것은 당신이 단순히 미루는 것은 아니라는 확신을 갖고서 '이 일에 대해서는 내일 걱정하자.' 라고 말하는 것과 같다.

18-4. 결정을 내린다

과제를 완성하라는 충고와 마찬가지로 결정을 내리라는 제안도 명백한 것 같다. 그러나 과거에 경험했었던 스트레스에 당면하면 내려야 할 필요가 있는 결정에 대해 초조해하고 심지어 강박적으로 생각하게 됨으로써 많은 긴장이 생기게 된다. 결정을 계속 지연

하는 이유는 두 가지다. 첫째, 잘못된 결정을 내릴 위험을 두려워하고 있다. 둘째, 어떤 결정을 내려야 하는지를 알고 있으나 그 결정을 싫어하며, 따라서 그 결정에 직면하지 않으려 한다.

불쾌한 현실에 직면해야 한다는 것을 아는 것뿐 아니라 절대적 확신이 없이도 결정을 내려야 하며, 위험을 감수해야 한다는 인식은 결정을 내리는 데 도움을 준다. 결정을 내리지 않음으로써 감수해야 될 위험은 그 결정에 관련된 위험보다 더 클 수 있다는 것을 기억하라. 비슷하게 당신이 회피하고 있는 불쾌한 현실은 그 현실을 회피함으로써 생기는 불쾌감만큼 나쁘지 않을 수 있다.

18-5. 정서를 표현한다

불쾌한 정서에서 생기는 긴장을 다루는 유일한 효과적인 방법은 그 정서를 완전히 표현하도록 스스로에게 허용하는 것이다. 특히 게슈탈트 심리학자들은 정서 표현을 충분히 할 수 있도록 해 주는 일은 어느 것이든 스트레스를 줄여 준다고 강조한다. 분노를 표현하는 것을 배우는 것과 슬픔을 느끼도록 허용하는 것은 좋은 출발점이다. 누군가에게 말해야 할 것이 있다면 말을 하라. 그와 함께 결말을 지어라.

완전한 표현을 고무하는 또 다른 방법은 빈 의자 기법인데, 이에 대해서는 이 책 앞부분에서 다루었다(방법 1. '스트레스 항목표 작성하기' 참조). 누군가에게 당신 자신의 감정을 표현할 수 없다면 마음속으로 빈 의자에 그를 앉혀 놓고서 그가 당신과 함께 있다고 생각하라. 그런 다음 그에게 말한다. 가능한 한 보류와 억제를 적게 하면서 말하고자 하는 것을 무엇이든 말하라. 고함을 치고 울어라. 정서를 경험하라. 전에 그렇게 해 본 적이 없다면, 처음에는 약간 어색하겠지만 계속 해보라. 효과가 있다!

많은 사람들이 이 책이 제공할 수 있는 것보다 더 광범위한 도움이 필요한, 감정 표현의 어려움을 가지고 있다. 주장 훈련을 받는 것, 이 분야의 책을 더 많이 읽는 것, 전문적 도움을 받는 것 등이 도움이 될 것이다.

18-6. 글로 적는다

글로 적는 것을 통해서 정서를 잘 방출할 수 있다. 그날의 일상 과정을 기록하는 것이 아니라 이 사건들에 관한 느낌과 반응을 기록하는 일기나 일지는 그런 방출의 한 형태다. 어떤 사람에게 매우 화가 났다면, 당신의 느낌을 표현하는 긴 편지를 쓰는 것이 유용하다. 자기 자신에게 화가 날 때는 자기에게 편지를 쓸 수 있다. 돌아가신 분에게 글로 이야기하는 것은 (마치 그 사람에게 그것을 보낼 것처럼) 당신의 슬픔을 조절하는 데 도움을 줄 수 있다. 스트레스가 되는 정서를 가지고 있을 때면 언제든지 일지, 편지 혹은 어느 형태로든 자신의 사고와 느낌을 적어 보라. 이 방법이 당신에게 유익한지 알 수 있는 유일한 방법은 그것을 한번 시도해 보는 것이다.

18-7. 대인관계에서 종결을 한다

어떤 사람과의 관계가 혼돈, 모호성, 오해, 대답을 얻지 못한 의문 때문에 불완전할 때 그 상황을 분명히 하도록 하라. 그것은 매우 간단한 일이다. 그러나 때로는 매우 어려운 일이기도 하다. 어떤 사람이 당신에게 나쁜 인상을 준다면 그와 자리를 같이해서 그 상황을 토의하라. 질문에 대해 대답이 없으면 분명히 해 주기를 요청하라. 친구나 배우자 혹은 동료가 당신을 이해하고 있는지 염려되면 이에 관해 그 사람과 이야기하라. '그가 무엇을 생각하고 있는지 궁금하다.' 거나 '그녀에게 이 말을 할 수 있으면 좋겠는데.' 라는 생각이 들 때는 언제나 그 사람과 대화를 나누기 시작하라. 어떤 사람에게는 정서를 표현하는 것과 마찬가지로 종결을 지으려 하는 것이 중요한 문제가 될 수 있으며, 이 책의 범위를 넘어서는 어떤 지원이 필요할 수도 있다.

혼히 일을 완성하는 데 필요한 일을 잘 안 하기 때문에 끝내지 못한 일이 쌓이게 된다. 그런 사람은 정서 표현, 종결짓기, 결정 내리기 등이 어렵다는 것을 알게 된다. 다음에 제시될 연습은 이를 시작하는 데 도움이 될 것이고, 끝내지 못한 일을 끝마치기 위한 실습이 될 것이다.

> **연습** exercise

1. 해야 할 일의 목록을 만드십시오. 즉, 끝낼 필요가 있는 일의 목록을 작성하십시오. 주로 미루어 왔기 때문에 완결되지 못했다고 생각되는 각 항목 뒤에 ×표를 하십시오. ×표가 된 항목들을 검토해 보고, 맨 먼저 하고자 하는 항목을 결정하여 ×표 뒤에 1이라고 씁니다. 두 번째 할 항목에 2라고 쓰고, 세 번째 할 일에 3이라 쓰며, 목록 전부에 대해 이렇게 하십시오.

_____

_____

_____

_____

2. 위의 목록의 항목들을 다시 보고, 각각의 표시된 일이 이루어져야 할 때를 결정하고 각 항목 다음에 날짜를 기록하십시오.

3. 반드시 완결해야 할 대과제 혹은 프로젝트를 선정하십시오. 그것을 여러 부분, 단위, 단계로 나누십시오. 그것을 큰 프로젝트로 생각하지 않고 일련의 더 작은 프로젝트로 생각하십시오. 각 부분을 끝마치는 데 얼마나 걸릴지 결정하고, 각 부분을 완결하기 위한 목표를 설정하십시오. 다음에 이 정보를 기록하십시오.

완결될 필요가 있는 프로젝트: _____

_____

_____

_____

부분/단위/단계	필요한 시간	목표(완결일자)
_____	_____	_____
_____	_____	_____
_____	_____	_____
_____	_____	_____

4. 일주일에 한 번씩 끝내지 못한 일에 대해 생각하는 데 보낼 시간을 30분에서 2시간까지 선택하십시오. 이것이 당신의 비축시간입니다. 당신이 그 밖의 시간에는 끝내지 못한 일에 관해서 생각하지 않기로 약속하는 시간이어야 합니다. 이 시간을 다음에 기록하십시오.

비축시간: 요일 _____ 시간 _____

_____

_____

_____

5. 아래에 자신이 내려야 할 중요한 결정을 열거하십시오. 각 결정을 내리기 위한 목표로서 일자를 선택한 다음, 적당한 곳에 그 일자를 기록하십시오.

결정	결정일자
_____	_____
_____	_____
_____	_____
_____	_____

6. 완전히 표현하지 않았다고 생각되는 정서를 선택하십시오. 분노, 불안, 슬픔 등. 그런 다음 주변 상황과 자신의 바람을 고려하여 다음 중에서 그 정서를 보다 더 완전히 표현하도록 도와줄 방법을 한 가지 선택하십시오.

① 이 감정들을 갖게 된 상황이나 사람에 관해 공감적으로 들어줄 사람에게 이야기하십시오. 그 경청자에게 아무 말도 하지 말고 다만 주의 깊게 들어주고 지지해 주도록 부탁하십시오. 말하는 동안에 당신이 감정적으로 될 수 있으며, 당신에게 그 자유를 허용해 주도록 그에게 요구하십시오.

② 당신에게 이러한 감정을 갖게 한 사람이 당신과 함께, 즉 당신 앞의 빈 의자에 앉아 있다고 상상하십시오. 그 사람에게 이야기하십시오. 자신을 검열하지 않고서 마음속에 떠오르는 것은 뭐든 이야기하십시오. 억제하지 마십시오. 시작할 때는 별로 감정이 없을 수도 있습니다. 그 감정이 떠오를 때까지 충분히 오래 계속하십시오. 그런 다음 그 감정을 완전히 경험하도록 하십시오.

③ 당신에게 이 감정들을 갖게 한 사람에게 가서 그 상황을 토의할 기회를 주도록 부탁하십시오. 당신이 어떻게 느끼는지를 설명하고 감정이 우러나는 대로 내버려두십시오. 간단히 말해서, 그 사람과 '결말을 맺는것입니다.' 분명히 이 방법을 사용할 시기를 결정할 때는 신중한 판단을 해야 합니다.

④ 그 사람에게 편지를 쓰십시오. 부치지 않을 것이므로 될 수 있는 한 솔직하십시오. 당신의 사고와 감정을 흐르는 대로 놔두고 마음속에 있는 것은 무엇이든 말하십시오.

이 연습에 대한 반응:
_____
_____
_____
_____

방법 19
변화를 최소화하기

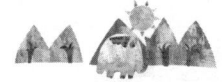

일상의 변화가 환영받을 때가 있다. 모든 것에서 벗어나기에 관한 단원(방법 6)에서 지적한 대로, 우리가 일하는 방식이나 시간을 보내는 장소에서 변화를 찾는 것은 때때로 스트레스의 감소를 도와준다. 그러나 너무 많은 변화나 너무 급격한 변화는 스트레스를 일으킬 수 있다. 변화를 겪을 때마다 적응을 하여야 하기 때문이다. 변화는 흔히 다르게 행동하기를 요구하고, 새로운 기술 배우기를 요구하고, 다른 방식으로 생각하기를 요구한다. 이런 각각의 적응들이 장기적으로는 우리의 생활을 풍요롭게 한다 할지라도 한 번에 너무 많이 적응해야 하는 것은 스트레스다.

우리는 급속하게 변화하는 세계에 살고 있다. 어떤 사람이 같은 도시에서 태어나고, 자라고, 결혼하고, 일하고, 죽는 시대는 지났다. 사람들은 한 번, 두 번, 심지어는 그 이상 직업을 바꾼다. 지난 수십 년간의 사회적 변화, 특히 성 혁명과 남녀관계 개념의 변화는 우리 모두에게 관념의 변화와 습관에 직면하게 하였다. 사업계에 종사하는 사람은 누구나 경제의 오르내림을 알고 있다. 에너지 위기, 환경에 대한 염려, 전쟁 경험 등은 많은 사람들에게 진보의 불가피성, 기술의 힘 및 우리의 모든 문제를 해결하고 우리가 원하는 것은 무엇이든 얻어 주는 힘에 대한 믿음을 바꾸지 않을 수 없게 하였다. 변화의 비율은 증가하고 있다. 변화와 함께 사는 것과 변화를 다루는 것을 배우는 것이 현 시대의 주요한 문제다.

개인적 스트레스를 겪을 때는 변화를 최소화하고자 할 것이다. 변화를 최소화함으로써 얻는 안정과 확실성이 클수록 스트레스를 더 많이 줄일 수 있다. 변화를 최소화하는 것은 더 큰 안정감을 주어서 우리의 적응 요구를 줄여 준다. 개인적 격변기에는 특히 그렇다. 그럴 때 변화를 최소화하는 것은 큰 이득이 된다.

어떻게 변화를 최소화하는가? 일반적인 규칙이 몇 가지 있다 해도 각 상황마다 고유한 답이 요구된다. 예를 들어 보자. 한 부부가 어머니가 너무 연로하셔서 더 이상 혼자 사실 수 없다는 것을 알았다. 그들은 어머니를 모셔와서 함께 살기로 했다. 어머니에게는 이사한다는 것이 변화를 요구하며, 따라서 스트레스다. 변화를 최소화하는 방법의 한 가지는 집을 깨끗이 치우고 어머니의 가구를 그대로 가져다 비치하는 것이다. 이런 식으로 하면 새 집에서도 낯익은 환경에 둘러싸여 편안함을 느낄 것이다.

이사는 어린아이에게도 스트레스다. 이를 위해 새집에서 아이가 사용할 방을 가능한 한 이전의 방과 비슷하게 꾸며 주는 것이 좋다. 새 가구를 사줄 계획이라면 좀 기다려야 한다. 아이에게 그 이상의 변화를 주기 전에 이사라는 변화에 적응할 때까지 기다린다.

직장인의 경우 회사가 요구하는 바에 따라 한 지역에서 다른 지역으로 이사해야 하는 경우가 있다. 교회에 다니는 사람이라면 그럴 경우에 새 지역의 교회를 찾아가는 것이 편안함을 줄 수 있다. 교회의 낯익은 상징을 보고, 전에 쓰던 성경책을 사용하고, 그 밖의 다른 측면에서 자신이 편안한 상황에 있음을 안다. 서비스 조직과 동류집단(analogous groups)에 속한 사람들은 새로운 도시에서 그 집단의 모임에 참석하는 것이 변화에 대처하는 데 도움을 준다.

사랑하는 사람의 상실, 이혼, 이별과 같은 심한 개인적 상실을 경험할 때 우리는 가능한 한 다른 변화를 적게 함으로써 도움을 얻을 수 있다. 남편이 죽은 후 집을 팔아야겠다고 느낀 미망인은 남편의 상실과 집의 상실을 동시에 다룰 필요가 없도록 가능하면 몇 개월 기다리는 것이 좋다. 그녀는 또한 옛 친구들, 옛 습관들을 유지하는 것이 필요하다. 특히 상을 당한 지 1개월 내에는 더욱 그렇다. 은퇴나 이혼과 동시에 생활에 다른 중요한 변화(새집으로의 이사, 새로운 서클에 들기 등)를 주게 되면 기존의 스트레스 상황에 새 스트레스를 덧붙이는 것이다. 물론 우리는 그런 부가적 변화의 회피가 불가능하다는 것을 안다. 그럼에도 불구하고, 우리는 가능하다면 회피해야 한다.

우리는 또한 가능한 한 변화 스케줄을 짜려고 해야 한다. 아이의 출산과 이사, 새 직업, 승진 등을 너무 가깝지 않도록 계획하는 것이 도움이 될 것이다. 처음으로 직업전선에 뛰어들기로 결정한 여성은 다른 생활의 변화는 근무 첫 주 이외의 시간에 하도록 계획할 수 있다.

변화를 최소화하는 또 다른 방법은 모든 혹은 거의 모든 상황에서 따를 수 있는 일상적 과정을 정하는 것이다. 아침에 일어나서 조반을 들고 그다음에 신문을 읽는다면, 그런 매일의 일은 다른 모든 것이 변할 때도 그날의 안정성을 줄 것이다. 몸을 씻고, 이를 닦고, 동화를 듣거나 읽는 취침의례(bedtime ritual)를 하는 아동도 같은 경우다. 때때로 그들이 같은 이야기를 얼마나 거듭하여 듣고자 하는지에 유의하라. 그들은 하루 중 최소한의 부분에서라도 스스로에게 안정되고 예언 가능한 세상을 만들고 있는 것이다! 당신도 같은 일을 할 수 있다. 누구나 변화하는 세상에서 안정감을 줄 수 있는 취침의례, 아침의례 및 하루의 다른 부분들의 의례를 개발할 수 있다. 매일의 의례는 또 다른 이점이 있다. 그것은 자신을 돌보는 방법 중 하나다(방법 6-6 참조).

이 단원의 내용을 연습하는 것은 당신의 생활에서 변화를 최소화하는 방식에 대해 생각하게 해 준다. 더욱이 변화를 예기한다면 그 변화를 다룰 더 좋은 입장에 서게 된다는 것을 기억하라. 따라서 변화를 최소화하는 것에 대해 생각할 때 변화를 예기하게 해 주는 재료가 도움이 된다(방법 10. '변화를 예상하기' 참조).

이 책에 나온 모든 방법은 다른 상황보다는 어떤 특정 상황에 더 도움이 된다. 이것은 변화를 최소화하기에서는 특히 그렇다. 때로 변화를 최소화하기는 당신이 취할 수 있는 가장 쓸모 있는 단계 중 하나다. 어떤 때는 변화를 찾고자 할 수 있다. 언제나 어떤 방법이 최상인지를 결정하기 위해 각 상황을 검토할 필요가 있다. 일반적인 원리는 개인적인 스트레스와 빠른 변화 기간 내에 있을수록 변화를 최소화하고, 부가적 변화를 피하고, 안정과 친숙성의 기간을 더 가지려고 애써야 한다는 것이다. 한편, 스트레스를 주는 판에 박힌 일상 과정이나 상황을 계속하고 있을수록 변화를 가질 필요가 커진다.

> **연습** exercise

1. 스트레스를 받을 때 매일 이용할 수 있는 세 개의 30분짜리 의례를 만들어 보십시오. 각 의례는 자신이 즐길 수 있는 활동이거나, 최소한 진정시켜 주는 활동으로 구성되어야 합니다. 한 의례는 이른 아침의 것이고, 다른 하나는 늦은 오후의 것이고, 마지막 것은 잠자기 직전의 것입니다. 매일매일 기다릴 수 있는 편안하고 고요한 30분을 제공하는, 일련의 활동들을 생각해 보십시오.

이른 아침의 의례:
_____
_____
_____

늦은 오후의 의례:
_____
_____
_____

늦은 밤의 의례:
_____
_____
_____

2. 아래에는 변화를 포함하는 몇 개 상황이 열거되어 있습니다(그리고 부가적 상황을 열거할 난을 만들어 두었습니다.). 각 예에서 변화를 최소화하기 위해 할 일을 적으십시오. 또 다른 상황을 위해 제공된 여백에 현재 관련된 일이나 앞으로 직면이 예기되는 일들을 열거하십시오.

새 도시로의 이사: _____
_____
_____

새 업무의 시작: _____
_____
_____

새 집으로의 이사: _____
_____
_____

기타: _____
_____
_____

기타: _____
_____
_____

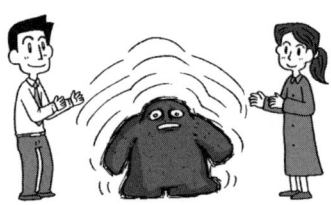

Chapter 05

환경에 대한 활동

방법 20. 사회적 지지를 추구하기

생활에서 스트레스를 통제하는 주요 방식 중 한 가지는 우리의 경험과 느낌을 다른 사람과 나누고, 이용할 수 있는 자원을 사용함으로써 지지를 얻는 것이다. 심리학자들은 흔히 스트레스의 정의와 이론에는 완전히 동의하지 않으나, 지지가 중요하다는 점에는 완전히 동의한다. 불행하게도 우리는 거의 아무것도 할 수 없는 어려운 때를 당면하는 시기가 있으며, 또 자신의 태도를 다루는 것이 거의 도움이 안 되는 때도 있다. 그런 때 우리는 지지를 찾는 방법을 사용할 수 있다. 지지를 구하는 것은 항상 중요하며, 다른 방법이 실패할 때를 위해 보류해 두는 것이 아니라는 점을 기억하라. 어떤 스트레스 관리 프로그램에서든 지지를 구하는 것이 그 일부분이 되어야 한다.

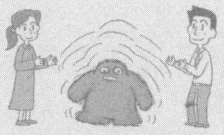

사회적 지지를 추구하기

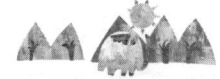

 스트레스를 경험할 때 이를 돕는 주요 원천은 사회적 지지다. 여러 연구들에서 사회적 지지가 있는 사람들이 같은 스트레스 상황에서도 더 잘 적응해 나가는 것을 증명하고 있다. 스트레스를 겪는 사람은 주변에서 누가 지지를 해 줄 수 있는지 찾고 그 자원을 사용할 필요가 있다. 사회적 지지는 다음과 같은 것을 의미한다. ① 누군가가 당신을 배려하고, 이해하고, 도움을 주려 한다. ② 다른 사람과 조직으로부터 정보와 도움을 얻는다.

 지지를 얻는 것은 누군가가 당신 편이며 당신은 혼자가 아니라는 것이다. 불행하게도 스트레스를 겪는 사람은 흔히 침묵 속에서 고통을 겪는다. 그들은 다른 사람에게 자신의 두려움, 불안, 죄의식, 스트레스에 대해 말하지 않으며 이 침묵은 그의 문제를 악화시킬 뿐이다. 이 세상에서 당신은 혼자가 아니며 도움을 줄 수 있는 사람들이 있다는 것을 알 때, 그 자체가 스트레스를 관리하는 데 도움이 될 수 있다. 어떻게 지지를 얻는가? 스트레스를 겪을 때 지지를 얻고 사용하는 기본 방법 여섯 가지가 있다.

20-1. 터놓고 이야기한다

첫 번째 방법은 매우 간단하다. 자신의 스트레스를 다른 사람과 나누라. 자신이 느낀 바를 말하라. 자기 혼자만 간직하고 있지 말라.

필자가 박사논문을 쓸 때 스트레스를 다른 사람과 나누는 것이 얼마나 중요하고 유익한지를 알게 되었다. 젊은 교수로서 학교에서 강의도 하면서 논문을 쓰느니 엄청난 스트레스를 경험하게 되었다. 논문 준비를 아무리 열심히 하여도 지도교수의 마음에 드는 일은 거의 없었고, 학교에서의 여러 의무 때문에 시간을 내기도 어려웠다. 그때 남편에게 내가 겪는 상황을 자세히 이야기하고 위로를 받지 못했다면 논문을 완성하지 못했을지도 모른다. 남편은 내가 무슨 말을 하든지 그냥 들어주고, 가끔 우스갯소리를 하여 웃게 해 주었다. 그 당시 남편이 나에게 얼마나 도움을 주었는지 알면 오히려 그가 놀랄 것이다. 내가 고맙다고 말하면 "뭐, 그걸 가지고 고맙다고 그래?" 하면서 가볍게 여겼기 때문이다.

당신도 그런 경험이 있을 것이다. 힘들고, 우울하고, 스트레스를 겪고 있을 때 그것을 다른 사람에게 터놓고 이야기하였다고 하자. 그러면 기분이 나아진다. 나중에는 그 사람에게 무슨 말을 했는지조차 기억하지 못할 경우도 있다. 중요한 것은 누군가가 거기 있었다는 것이다. 반대로 당신이 도움을 준 경우도 있을 것이다. 스트레스를 겪는 사람의 말을 경청하며 당신이 별로 도움이 될 일을 한 것이 없다고 느끼는데도 고맙다는 인사를 받는다.

우리는 다른 사람과 이야기하고 공유함으로써 지지를 얻는다. 스트레스를 겪을 때 감정을 나눌 수 있는 사람을 찾아라. 이것은 시도 때도 없이 자기 자신에 관해 이야기하고 모든 대화를 자신의 문제로 일관하라는 의미는 아니다. 스트레스가 있을 때 그것을 혼자 해결하려 하지 말고 적절한 기회를 찾고 적절히 공유하라는 것이다.

사람들은 어려움을 겪고 있으면서도 그것을 다른 사람과 나누지 않는 경우가 많다. 자신의 어려움을 말하지 않는 이유는 다른 사람에게 짐을 지우고 싶지 않다거나, 다른 사람에게 이야기해 봐야 그들은 관심도 없을 것이라고 생각하기 때문일 수 있다. 때때로 우리는 이런 침묵을 장점으로 여기고 함께 나누는 것을 약점으로 여긴다. 의심이 많은 사람들은, 다른 사람들이 우리가 곤경에 빠진 것을 즐기거나 그 사실을 어떤 식으로든 우리에게 반대하기 위해 이용한다고 믿는다.

그러나 곤경의 시기에 침묵은 금이 아니다. 그런 경우에 침묵은 해로운 것이다. 간혹 도움이 되지 않는 사람도 있겠지만, 대부분의 사람들은 도움이 된다. 자기 자신을 내보이는 것을 겁낼 필요는 없다. 혼자가 아님을 알게 되는 것은 기쁨을 준다.

누군가와 스트레스를 나누는 것은 유익하다. 관심이 있고 존중

하는 사람과 스트레스를 나누는 것은 더 유익하다. 가장 유익한 것은 당신과 동일한 종류의 스트레스를 경험하였거나 현재 경험하고 있는 사람과 나누는 것이다.

비슷한 문제를 가진 다른 사람들과 함께 나눔으로써 지지를 찾는 사람들의 예는 많다. 익명의 음주가 모임(Alcoholics Anonymous)은 한 알코올중독자가 다른 알코올중독자를 돕는다는 원칙 아래 세워진 것이다. 또한 알코올중독자의 가족들이 상호지지를 하는 모임도 있다. 그 밖에도 많은 정신적, 신체적 문제를 가진 사람들이 동호회나 자조집단(self-help group)을 형성하여 서로 도움을 제공하고 있다. 요즈음은 인터넷의 발달로 쉽게 같은 관심사를 가진 사람들과 만나 이야기를 나눔으로써 도움을 주고받을 수 있다.

함께 나누기는 몇 가지 이유에서 도움이 된다. 그것은 내가 혼자가 아니라는 것을 알게 해 준다. 누군가가 나의 이야기를 경청한다는 사실은 내가 배려받고 있으며 나의 가치가 존중받고 있다고 느끼게 해 준다. 그것은 자신이 혼자가 아니라는 것을 아는 것과 매우 큰 차이가 있다. 사실 원하기만 하면 함께 이야기할 사람이 있다는 것을 아는 것은 위안이 된다. 그들이 거기 있다는 것을 아는 것만으로도 충분하다.

무엇인가 터놓고 이야기하는 것은 그것을 당신 가슴 속에서 몰아내는 것이다. 이야기한 후에 당신은 큰 짐을 벗은 듯한 느낌이 들 것이다. 슬픔이나 분노를 경험했는데, 누군가와 흉금을 터놓고 이야기한 후에 그 슬픔이나 분노가 줄어드는 경험을 한 적이 있는가? 그것은 지지받는 데서 나온 해방이다. 표현하지 못했던 감정들은 내부에 쌓여서 온갖 종류의 파괴력을 발휘한다(방법 18. '끝내지 못한 일 끝마치기' 참조). 지지를 통해 얻어진 방출은 편안함을 줄 뿐 아니라 그 이상의 어려움이 생기는 것을 막기도 한다.

함께 나누기의 다른 이점은 시야가 넓어진다는 것이다. 다른 사람과 문제를 터놓고 이야기할 때, 우리는 그들을 더 잘 이해하게 된다. 그들을 다른 시각에서 보게 된다. 흔히 함께 나누어지지 않은 좌절, 분노, 실망들이 우리 내부에 곪아 있다. 그래서 균형 감각과 선견지명을 잃는다. 혼자서 간직하는 문제는 흔히 왜곡되어 실제보다 더 나빠 보인다. 하지만 다른 사람과 함께 나눌 때 그것은 더 잘 보이게 된다.

다른 사람이 무어라고 답하건 간에 다른 사람과 이야기하는 과정만으로도 그런 조망이 얻어진다. 게다가 다른 사람의 반응은 그 이상의 유익한 피드백을 줄 수 있다. 그들은 우리에게 반응을 보일 수 있으며 우리 자신을 더 잘 볼 수 있도록 돕는다. 이 피드백의 가장 흔한 이점은 다른 사람이 우리의 문제로 인해 충격받거나 혼란스러워하지 않는다는 사실을 깨닫는 것이다. 흔히 사람들은 자신의 곤경에 대해 죄의식을 느끼고 어색해한다. 예를 들어, 어떤 사람들은 두려움을 수치스러워한다. 고소공포증이 있으나 아무에게도 그 이야기를 안 하는 사람도 있다. 어떤 사람들은 자신의 분노로 인해 수치와 죄의식을 일으킨다. 또 어떤 사람들은 자신의 감정을 친구나 가족과 같이 나누려 하면 그들이 자신을 거부할 것이라고 믿는다. 너무나 자주 사람들은 자신이 갖고 있는 특정 어려움이 이상하고 기묘한 것이라고 믿는다. 사람들은 자주 이렇게 말한다. "선생님이 만난 사람 중 제가 제일 엉망진창일 겁니다." 그리고는 내가 이전에 여러 번 마주친 적이 있는 문제나 감정을 이야기한다.

내가 드디어 용기를 내어 친구에게 자신의 두려움이나 무능력에 대해 말할 때, 그가 나의 말에 혐오나 비웃음을 나타내지 않고 이해를 보여 준다면 큰 위안을 받는다. 그것을 대신하는 것은 아무것도 없다. 타인으로부터의 그러한 피드백은 우리가 갖는 이상하다는 느낌, 불가사의한 느낌, 혹은 무가치감을 제거해 주므로 확실히 스트레스를 줄여 준다.

여기에서는 다른 사람과 스트레스를 나누는 과정에 대해서만 이야기하고 있다는 점을 기억하라. 우리는 다른 사람이 특수한 도움이나 조언 혹은 대답을 제공할 수 있다고 가정하는 것은 아니다(그런 도움들은 다음에 나온다.). 함께 나누는 과정 자체만으로 이득을 얻을 수 있다. 문제는 해결되지 않으나, 기분은 더 나아지며 스트레스를 더 잘 다루어 갈 수 있다.

20-2. 조언과 상담을 청한다

터놓고 이야기하는 것은 되돌아올 것을 기대하지 않고 다른 사람과 함께 나누는 것을 포함한다고 하였다. 그러나 특수한 조언과 상담을 청하는 것이 적절하고 유용할 때가 있다. 문제에 직면할 때 어떻게 하는가? 당신이 대부분 혼자서 문제를 해결하는 사람이라면, 다른 사람에게 도움을 요청하는 것이 유익하다는 것을 알게 될 것이다. 자녀가 학교에 가는 것을 너무 두려워한다면, 어머니는 이 상황을 어떻게 다루어야 할지에 대해 다른 어머니나 교사에게 물어볼 수 있다. 조언을 청하는 것은 매우 간단한 일이다. 그러나 많은 사람들이 그렇게 하지 못하고 있다.

우리는 친구와 가족에게서 상당한 조언을 얻을 수 있다. 그들과 이야기하고 그들의 말을 듣는 것이 도움이 될 수 있다. 간혹 우리는 전문가의 조언을 청할 필요가 있다. 대학을 결정하려고 할 때, 큰돈을 투자하려고 할 때 전문가의 도움이 필요하다. 이 책의 범위를 벗어나는 개인적 문제가 있는 사람은 필요하면 전문적인 상담이나 치료를 고려해 볼 수 있다.

20-3. 자원을 활용하라

우리는 우리를 도와줄 사람들뿐 아니라 자원으로 가득한 세계에 살고 있다. 자원을 어떻게 활용하는가를 아는 사람은 곤란을 더 잘 조절하고 스트레스를 더 잘 다룬다. 자원이란 우리에게 스트레스에 대처하기 위한 정보와 조언을 줄 수 있는 출판물과 조직을 말한다. 대부분이 무료이거나 가격이 저렴한 자원들이 많이 있으므로 이 자원들을 이용하는 방법을 알 필요가 있다.

취업을 생각하고 있는 사람은 계획을 세워야 하지만, 걱정과 의문이 아주 많다. 그는 다른 사람과 이야기하고 조언이나 상담을 구하는 것에 덧붙여, 많은 자원을 이용할 수 있다. 많은 사회기관과 사업체들이 구직 문제에 대한 서비스를 하고 있다. 따라서 편지를 쓰거나 그런 기관에 가입할 수 있다. 잡지, 신문, 라디오, TV 프로그램은 취업과 구직의 문제를 다루고 있다. 어떤 회사들은 취업 계획을 세우는 사람을 위한 설명회를 개최한다.

취업은 풍부한 자원을 가지고 있는 여러 분야 중 하나일 뿐이다. 거의 모든 스트레스 상황에 이용할 자원이 있다. 임산부들은 여성단체나 산부인과에 연결된 기관에서 제공하는 프로그램을 통해 도움을 받을 수 있다. 여성들은 여성단체에 가입함으로써 생활 패턴을 바꿀 수 있다. 종교인들은 종교단체의 구성원이 됨으로써 많은 도움을 받는다. 사회는 스트레스 상황에 직면할 때 우리가 필요로 하는 것을 제공할 방법들을 많이 가지고 있다.

이러한 자원들을 어떻게 할당하고 활용할 수 있는가? 가장 빠르고 손쉬운 방법은 인터넷을 활용하는 것이다. 현대는 거의 모든 요구가 인터넷을 통하여 해결될 수 있을 만큼 방대한 인터넷망이 형성되어 있다. 또 하나의 방법은 도서관을 찾는 것이다. 사서들은 정보의 세계에 가까이 있으며 기꺼이 당신을 도와줄 것이다. 그들은 책, 팸플릿, 정기간행물을 보내줄 수 있으며 도움이 될 기관과 조직의 주소록을 보여 줄 수 있다. 이들과 접촉하고, 편지를 쓰고, 필요하면 방문하여 도움을 얻는 적극성을 보이는 만큼 당신은 스트레스를 쉽게 관리할 수 있다.

20-4. 지지체계가 없는 곳에 지지체계를 만든다

당신의 문제 분야에 지지나 자원이 없으면 새로운 지지체계를 만들 수도 있다. 익명의 음주가 모임(AA)의 두 창립자가 바로 그렇게 하였던 것이다. 인터넷에서 만날 수 있는 수많은 동호회들은 모두 필요를 느낀 사람들이 만들어 낸 것이다. 아파트의 입주자들은 입주자 동호회를 통하여 그들의 권리를 행사할 수 있다. 이처럼 누구라도 지지체계를 만들 수 있다. 재정적 스트레스가 있는 사람은 식품 공동구매나 기타의 공동구매 프로그램을 조직할 수 있다. 새 조직의 설립이 쉬운 일은 아니나, 생각보다는 훨씬 쉽다. 새 지지체계를 만듦으로써 자기 자신뿐 아니라 타인도 돕게 된다.

20-5. 의식에 참여한다

의식에 참여하는 것도 상당한 지지의 자원이다. 문화가 인생의 중대한(그래서 스트레스적인) 순간들 대부분에 관해 의식을 만들어 놓았다는 것은 놀라운 일이 아니다. 은퇴 파티, 졸업식, 결혼식, 장례식 그리고 많은 다른 비공식적 의식들은 다른 사람과 접촉하게 해 주고, 어떻게 반응해야 할지 지침을 제공하고, 다른 사람의 경험과 지혜를 나누도록 도와준다.

예를 들어, 생일은 단지 나이를 먹는 것 이상의 의미를 갖는 경우가 많다. 생일을 아무런 의식도 없이 그냥 보내 버린다면 어떨지 생각해 보는 것만으로도 생의 중요한 순간을 기념하는 의식이 얼마나 중요한 역할을 하는지 알 수 있다. 어떤 식으로 의식을 치르느냐는 각자가 처해 있는 문화적 조건에 따라 다를 것이다. 다만 인생의 중요한 순간들을 어떤 식으로든 기념하고 정해진 의식에 참여하는 것이 스트레스를 경험할 때 도움이 된다는 것은 틀림없는 듯하다.

20-6. 타인의 경험을 나눈다

스트레스를 겪을 때, 다른 사람도 나와 비슷한 문제가 있었으며 그것을 성공적으로 극복했다는 것을 앎으로써 많은 힘과 위안을 얻을 수 있다. 다른 사람이 그 스트레스를 어떻게 다루는지를 보는 것이 아이디어를 준다. 다른 사람이 나와 똑같은 걱정거리를 가지고 있음을 아는 것은 내가 이상하거나 다르다는 느낌을 제거해 준다. Corsini*는 심리치료에서 중요한 치료의 기제로 보편성을 들고 있다.

우리는 책을 읽거나 영화 혹은 TV를 봄으로써 타인의 경험을 공유한다. 내가 직접적으로 경험하는 것이 아니라도 그들의 행동을 읽고 봄으로써 타인의 경험을 공유할 수 있다. 스트레스에 대해 남에게 이야기하는 것뿐 아니라 타인의 스트레스에 대한 이야

---

*김정희 역(2007). 현대 심리치료. 박학사.

기를 듣는 것도 도움이 된다.

　더 많은 지지를 어떻게 구하기 시작하는가? 대부분의 방법은 매우 쉽고 거의 바로 사용할 수 있다. 그러나 자신의 스트레스와 지지원을 주의 깊게 검토할 때 지지를 구하기가 더 쉽다. 다음에 나오는 연습은 이 검토를 체계적으로 할 수 있게 해 준다.

> **연습** exercise

1. 아래 차트의 왼쪽 칸에 몇 개의 핵심 단어를 써서 스트레스가 되는 상황, 걱정, 관심사를 적으십시오. 차트의 위쪽 줄에 정규적으로 접촉하는 사람의 이름을 쓰십시오. 그런 다음 각 사람의 이름 아래에 각 스트레스 항목에 대해 당신의 감정을 같이 이야기했던 사람에게만 ×표를 하십시오. 이렇게 한 다음 지지 추구를 더할 수 있는 기회를 표시하도록 빈칸을 남겨 두십시오. 이 기회를 선택하여(적어도 4개에 하나 꼴로) 그 칸에 ○표를 하십시오. 가능하면 다음 주에 ○표를 한 사람과 그 항목에 대해 토의하십시오.

스트레스 항목	사람				
	1.	2.	3.	4.	5.
1.					
2.					
3.					
4.					
5.					
6.					
7.					
8.					
9.					
10.					

2. 아래에 몇 개의 핵심 단어를 써서 염려되는 문제를 쓰십시오. 연습 1에서 쓴 항목도 포함될 수 있습니다. 각 문제 다음에 조언과 상담을 해 줄 수 있는 사람을 최소한 한명 적으십시오. 그런 다음, 맨 마지막 칸에 그 사람에게 조언과 상담을 구하기로 예정한 날짜를 적으십시오.

문제	지원을 주는 사람	날짜
_____	_____	_____
_____	_____	_____
_____	_____	_____
_____	_____	_____
_____	_____	_____
_____	_____	_____

3. 염려가 되거나 정보를 얻으면 더 잘 다룰 수 있을 문제 세 가지를 적으십시오. 인터넷을 통해서 혹은 도서관에 가서 어떤 자료들이 있는지를 찾아보십시오. 다른 자원 목록도 적으십시오. 그런 다음 문제에 도움이 될 자료와 자원을 사용하십시오.

문제 1:
_____
_____
_____

자료 및 기타 자원:
_____
_____
_____

문제 2:
_____

문제 3: _____
_____
_____
_____

자료 및 기타 자원: _____
_____
_____
_____

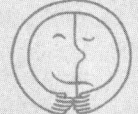

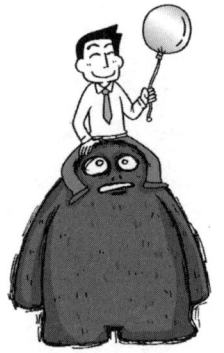

Chapter 06

방법의 적용

이제 스트레스에 대처하는 20가지 기본 방법을 모두 배웠다. 이 방법들이 일상적 사고의 부분이 되려면 실습이 필요하다. 각 방법 뒤에 나오는 연습은 이 방법들을 어느 정도 실습하게 해 주었을 것이다. 이 장은 다른 종류의 실습이다. 이제 여러 스트레스 상황을 읽어 보고 이 상황을 대처하는 데 어떤 특정한 방법이 유용한지를 결정할 기회가 왔다. 이 상황을 주의 깊게 연구하면 스트레스 감소 방법에 정통할 수 있게 될 것이다.

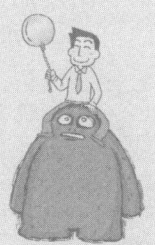

앞에서 20가지의 스트레스 통제 방법을 하나씩 논의하였다. 실제 스트레스 상황에서는 한 번에 모든 방법을 사용할 수 없고, 논의된 순서대로 다 사용할 필요도 없다. 제1장에서 논의한 태도들은 스트레스 통제 프로그램의 시작 단계이지만, 때로는 더 뒤에 나오는 지지의 추구가 첫 번째로 착수해야 할 단계일 수도 있다. 따라서 특정 상황에서 스트레스 통제 방법이 어떻게 이용되는지를 알아두는 것이 도움이 된다.

이 장에서는 세 사람이 경험한 스트레스 상황을 서술하고 있다. 사례들을 읽어 가면서 당신이 그 사람에게 제안하고 싶은 방법을 기록하여 이 책에서 제시된 제안과 비교해 보라. 누구도 특정 상황에 대해 똑같은 방법을 조합하는 경우는 없으나, 당신이 실제 상황에서 방법의 적용을 얼마나 이해하고 있는지를 알기 위해 이 논의를 이용할 수 있다.

이 장을 읽어 갈 때 스트레스 통제 방법들은 당면한 문제에서 생기는 스트레스를 다루도록 고안된 것이라는 점을 명심하라. 문제 자체를 해결하기 위한 것이 아니다. 또한 제1장에서 토의한 방법들에 대해 회상해 보라. 스트레스 상황을 다루기 위해 취하는 단계들 중 몇 단계는 분명한 것 같다. 그러나 우리는 흔히 다른 사람에게는 분명한 것인데도 그것을 행하기를 잊는다. 집단을 대상으로 하여 진행했던 필자의 경험으로는, 예시의 목적으로 스트레스에 대한 방법을 적용하는 것이 때로는 기계적이고 쉬워 보인다는 것이다. 그러나 실제 상황에서 방법을 적용할 때는 절대로 기계적이 되어서는 안 된다. 그리고 이미 언급한 대로 태도변화, 묵언의 규칙을 바꾸기, 우선순위 정하기 및 기타 방법들의 사용은 쉬운 일은 아니나 노력을 기울일 가치가 충분히 있다.

병현의 사례

상황

　병현은 보험회사의 간부로 몇 년간 자기 부서의 국장이었다. 오늘 오후 그는 사무실에 앉아 점심 약속을 취소한 채 생각에 골몰하고 있다. 한 시간 전 그는 상관과 회의를 하고 왔는데, 상사는 그에게 최근 업무성과가 맘에 들지 않는다고 말했다. 상사는 병현이 초조하고, 안절부절못하고, 업무에 집중하지 못하고 있는 것 같다고 했다. 또한 그는 병현이 일하는 부서의 몇몇 사원들이 최근 그에게서 느낀 변화에 대해 매우 부정적으로 말했기 때문에 염려하고 있었다. 병현은 상관의 말에 유린당한 느낌이 들었는데, 왜냐하면 자신은 언제나 업무에 커다란 긍지를 가지고 있었기 때문이다. 그는 '평균 이하로 떨어져버린' 자신에 대해 당혹스럽고 화가 났다. '내가 이보다 잘할 수 없다면 사람들은 날 어떻게 생각할까?' 그는 자신에 대해 그렇게 말한 다른 사원들에게도 화가 났으며, 그 골칫거리는 자신의 실수가 아니라 그들의 실수라고 느꼈다.

　그러나 병현은 자신에 대해 정직하게 생각해 본 후 사무실이 순조롭게 돌아가고 있지 않은 이유가 부분적으로는 자신의 책임이라는 것을 알게 되었다. 자신의 사생활이 업무를 방해했던 정도는 깨닫지 못하였다 해도 말이다. 상관이 그 문제를 약간 과장하였다고 생각했지만, 병현이 극도로 초초하고 긴장하였다는 것은 사실이다. 그를 긴장시키고 피로하게 만든 것은 그의 부부 문제였다. 아내의 주부로서의 전폭적인 지지에 의해 그의 직업적 성공은 이루어졌다. 그러나 균형을 이루어 온 안락한 생활에 갑자기 변화가 일어났다. 그의 아내 선영이 시장조사 분야에서 자기 경력을 다시 쌓고자 하였기 때문이다. 선영은 14년의 결혼생활 동안 전업주부였으며 그들에게는 세 명의 자녀가 있었다. 전혀 예상하지 못했던 병현은 그들의 관계가 완전히 변했다고 느꼈다.

그는 '나는 아내가 이전과 똑같이 항상 거기에 있어야 한다고 생각한다. 나의 요구를 지지하고 나에게 적응하면서.' 라고 생각했다. 아내가 복직한 후 그녀의 성취를 자랑스러워하고 그녀의 재정적 도움을 받기는 했으나, 아내의 새 직업이 요구하는 바를 참을 수 없었고 그녀가 새로 발견한 독립심에 거부감을 느꼈다. 그는 자신이 남자답지 못하다고 느꼈다. 선영은 결혼할 당시와 같은 사람이 아닌 듯했다. 그녀는 완전히 새로운 세계로 옮겨갔고, 그는 그 이유를 이해할 수 없었다. 그는 '나는 지금의 아내를 참아낼 수 없다. 왜 이런 일이 나와 아이들에게 있을까?' 라고 생각했다.

병현은 언제나 집안의 유일한 수입원이었으며 아내와 아이들을 위한 '공급자' 였다. 그는 '내가 오로지 가족을 부양해 왔는데, 이제는 내가 죽어도 잘해 나가겠구나!' 라고 생각한다. 그는 아내가 직장으로 되돌아간 것이 순식간의 결정이라고 느낀다. 한 번도 전에 그 문제에 관하여 이야기해 본 적이 없는 것으로 기억한다. 그녀는 아이들을 기르고 아내로서 존재하는 데 완전히 만족한 것처럼 보였다. 이제 그는 그녀가 더 이상 자기를 필요로 하지 않는다는 느낌이 들었다. 그는 '이게 결국 결혼이라는 것이 아닌가?' 하고 자문해 본다. 모든 사람이 자신의 협정을 끝까지 지켜야 하는 것인데, 그녀는 더 이상 자신의 계약을 완수하지 않으려 한다. 그는 진정으로 아내가 불공평하다고 믿는다. 또한 그는 진정으로 자신을 괴롭히는 주제는 결코 드러내지 않았으나 두 사람은 점차 주기적으로 다투게 되었다. 그는 '우리는 한 번도 지금처럼 자질구레한 일로 의견이 엇갈린 적이 없었어. 아내의 새 직업이 우리를 망쳐 놓았어!' 라고 생각한다.

병현은 이 모두가 그들의 관계를 위협하고 있음을 안다. 그는 선영이 그의 사무실에서 일어나는 일에 대하여 들어줄 시간이 없을 때 마음 상하지만 이런 감정을 아무에게도, 특히 그녀에게는 표현할 수 없는 것처럼 보인다. 그는 또한 아내가 어머니로서의 의무를 소홀히 하고 있다고 믿고 있다. 아이들은 8세, 9세, 11세였으며, 그들에게는 어머니가 집에 있어야 한다고 느낀다. 그는 자신이 아무 말을 안 해도 아내가 그를 이해해야 한다고 느끼기 때문에(비록 아내에게 직접 화난 것을 보이려는 시도는 안 했어도) 아내에게 화가 난다. 무엇보다도 그들은 이제 서로를 아주 잘 알아야 하는데, 그렇지 못하지 않은가? 그들은 결혼한 지 14년째다. 생각이 여기에 이르렀는데도, 그는 아무 말도 안 하고 있는 것이다. 그는 안절부절못하고, 좌절해 있고, 심지어 결혼생활을 계속할 가치가 있을까 하고 생각하기에 이르렀다. 그가 아는 바는 아내도 아마 그렇게 생각하고 있지 않을까 하는 것이다. 어쩌면 아내는 다른 남자를 발견했는지도 모른다. 이 가능성이 특히 병현을 괴롭혔다.

방법의 적용

병현이 그의 스트레스에 대처하도록 자신을 돕기 위해 이 책에 나온 방법들을 어떻게 사용할 수 있는가? 이 방법들은 문제에 대한 병현의 내면적 반응을 다루는 데 목적이 있지, 그 문제 자체를 해결하려는 목적은 없다. 그가 자신의 일과 결혼생활을 다룰 다른 자원을 찾을 수도 있지만, 자신을 돕기 위해 스트레스 통제 방법을 사용할 수 있다.

'항목표'를 작성하면, 현재 병현의 스트레스가 ① 그가 자신과 타인에게 부과한 요구, ② 그의 결혼에 대한 일련의 묵언의 규칙 두 부분으로 되어 있음을 알 수 있다. 그는 언제나 일을 잘해서 절대로 다른 사람들로부터 비판을 받고 싶지 않다. 그는 모든 일을 완벽하게 하지 않고서도 좋은 일꾼이 될 수 있다는 것을 인식하는 데 어려움이 있다. 비판에 예민해짐으로써 다른 사람들이 자신을 비판하지 않아야 한다고 요구하며, 비판을 받으면 화가 난다. 그는 또한 결혼생활에 대해 다음과 같은 많은 묵언의 규칙을 갖고 있다.

내 아내는 나를 정서적으로 지지해 주기 위해 집에 있어야 한다.
나는 가정의 유일한 수입원일 때만 남자인 것이다.
내 아내는 경제적으로 나에게 의존해야 한다.
내 아내는 내가 말을 안 해도 내가 원하는 것을 알아야 한다.
남자는 반드시 그를 필요로 하는 다른 사람들이 있어야 한다.

일단 병현이 이 요구와 규칙이 그의 스트레스에 한몫을 하고 있다는 점을 깨달으면, 그는 이 상황의 수동적 희생자가 되기보다는 그가 느낀 것에 자신도 책임이 있다는 점을 알 수 있게 된다. 그가 이 문제에서 자기 책임을 받아들이면 통제를 가정하기 시작한다. 그는 '이 상황에 대한 나의 반응에 대해 무엇을 할 수 있겠는가?'라고 생각할 수 있으며, 실제로 그렇게 함으로써 사무실에 앉아 생각에 골몰하는 대신에 문제해결 접근법을 취할 수 있다. 아마 그는 또한 자신이 처한 상황이 그렇게 유별난 것이 아니라는 사실도 알게 될 것이다. 대신에 스트레스는 삶의 일부라는 점을 알게 된다. 그는 자기가 부과한 요구 중 일부를 포기하고, 결혼에 대한 이해도 바꾸며, 따라서 성장을 위해 스트레스를 사용하는 것을 배울 수 있다. 병현이 이러한 성장을 이전에 이루었다면 그는 변화를 예상할 수 있다. 그런 다음 아마도 아내가 일을 다시 갖기로 한 결정이 그렇게 불합리한 것은 아니라는 점을 알게 될 것이다.

병현의 상황에 관해 이러한 이해를 하고 나면, 우리는 그가 일단 방금 논의된 중요한 태도를 취한 뒤에 요구를 줄이는 것과 자기 요구에 맞춰 살지 않아도 자신을 받아들이도록 배우는 것, 묵언의 규칙을 바꾸는 것 등에 의해 도움을 얻게 되리라는 것을 안다. 그는 먼저 그런 규칙에 도전하고 그다음에 그것을 이렇게 바꿀 수 있다.

아내가 집에 있는 것을 좋아하나, 아내도 인생을 충족시킬 권리가 있다. 내가 집안의 수입원이 되고 다른 사람은 내게 의존하는 것을 좋아한다. 그러나 그렇지 않을 때도 참을 수 있다. 나는 아내가 나에게 완전히 의존하지 않아도 남자가 될 수 있다.

병현이 이 상황에 대해 보다 건설적인 태도를 갖고 묵언의 규칙을 바꾸어 감에 따라 무력감이나 희생감에 변화가 올 것이다. 그는 보다 더 주장적이 되어 통제를 가할 수 있다. 즉, 자신의 감정과 통제를 알리는 것. 통제는 또한 정보를 구함으로써 올 수도 있다.

즉, 아내가 그 결혼이 계속될 가치가 있다고 생각하는지 의심스러우면, 그것에 대해 아내와 토론할 수 있다. 그렇게 하는 것은 그에게 더 많은 통제감을 줄 뿐 아니라 불확실성을 줄여 준다. 물론 아내와 이야기하고 나서도 미래가 어떨지 확신이 없을 수도 있다. 그럴 경우에는 불확실함을 견디는 것을 배울 수 있다. 그는 또한 아내와 함께 아내의 직업 및 그것이 아내에게 갖는 의미에 관해 이야기함으로써 불확실성을 줄일 수 있다. 그가 아내의 생활의 이러한 부분에 대해 모르고 있어야 할 이유는 전혀 없다.

  병현은 또한 표현되지 않은 감정이라는 형태로, 끝내지 못한 일을 가지고 있다. 그는 자신에게 말해야 하겠지만, 그 말은 다음과 같은 식이 될 것이다.

  이건 내게 어려운 상황이지만 나는 다룰 수 있어. 내 문제는 실제로 있는 것이지만 조절할 수 있는 거야. 무슨 일이 일어나건 해 나갈 수 있어.

  병현은 자신을 이완시키고 느슨하게 함으로써 자신을 돌볼 필요가 있다. 더욱이 그는 환경을 바꿈으로써 거기에서 완전히 벗어나거나 진정으로 보상적인 경험을 할 수도 있다.

선영의 사례

상황

선영은 병현의 아내로 남편과는 다른 시각에서 사물을 본다. 실제로 그녀는 자기 인생의 새로운 국면에 대해 큰 기쁨을 느낀다. 그녀는 다시 일함으로써 오는 자극을 즐기고, 복직에 대한 두려움과 사업 부분에서 젊은 사람들과 경쟁할 수 없을 것이라는 두려움이 이제는 전혀 근거가 없음을 알게 되었다. 그녀는 때때로 1년차와 2년차 후배 연구원들에게 화가 나기도 했는데, 그 이유는 그들이 자기에게 선심을 베푸는 듯이 보였기 때문이다. 단지 자신이 39세나 되었다는 것과 14년 동안 '집에' 있었다는 사실이 자신이 전에 알았던 것을 잊어버렸거나 세 번씩이나 같은 일을 설명해 주어야 한다는 의미는 아닌 것이다. 그녀는 그들이 태도를 바꾸기를 바란다. 그렇지만 전체적으로는 역시 다시 일하게 된 것이 기쁘다. 그녀는 몇 년 동안이나 못 만났던 옛 친구들과 사업상의 친지들을 만났으며, 그들과 다시 어울리기를 즐기고, 자신이 떠난 후에 시장조사 분야에서 일어난 변화를 세부적으로 토론하기를 즐긴다. 그녀가 주변에서 일어나는 새로운 진전에 뒤지지 않으려고 노력하고 있음에도 불구하고, 아직도 예전의 패턴으로 되돌아가 약간의 어려움이 있음을 발견한다.

사무실에서의 일은 비교적 순조롭게 되어 가고 있으나, 집에서는 새로운 문젯거리가 생겨나고 있다. 아이들은 그녀의 새로운 생활 유형에 비교적 잘 적응하는 듯이 보이지만, 남편은 전혀 적응하지 못한다. 선영은 늘 자신에게 향하고 있는 남편의 분노와 적개심을 감지하지만 그를 위해 무엇을 해야 할지를 알 수가 없다. 그녀가 남편에게 말하려고 할 때마다 그는 말문을 닫는다. 그는 자신이 정확히 무엇에 대해 화내고 있는지조차도 토론하기를 거부하며, 그 때문에 선영은 말할 수 없이 좌절감을 느낀다.

그것이 자신의 직업과 관계되는 어떤 일이라는 확신은 있다. 남편의 기분을 좋게 하려고 노력하기는 하지만, 그녀가 하는 일은 무엇이든 조금씩 잘못된다. 그녀는 항상 명랑하려고 노력하지만 병현을 행복하게 만들 수 있을 것 같지가 않다. 결국 그녀는 자신이 조력자로서 또 어느 정도 아내로서 실패자라고 느낀다.

방법의 적용

스트레스 관리의 관점에 따르면, 선영의 상황이 아주 복잡한 것은 아니다. 그녀가 가진 스트레스의 두 가지 주요 출처는 직장에서 후배들의 보호적인 태도, 그리고 남편의 일에 대한 반응과 그를 기쁘게 해 줄 수 없는 자신의 무능력이 뒤섞인 것이다. 그녀가 젊은 동료들의 태도를 삶의 일부로 받아들이면 그들에게 잘 반응할 수 있을 것이다. 다른 사람의 태도가 언제나 내 마음에 들 수 없는 것이다. 더 나아가 선영이 주장적으로 되기를 배우면 그들에게 적절하면서도 비공격적으로 반응할 수 있다. 그녀가 그들이 선심을 쓰고 있다는 사실을 받아들이면, 또한 자신이 그것에 대해 무엇인가 해야만 한다는 사실도 받아들일 수 있다. 그들이 변하기를 바라고만 있지 말고 자신이 책임 있는 태도를 취하고 이것을 해결해야 하는 문제로 보는 것이다.

반면에 선영은 남편인 병현을 기분 좋게 하려는 비이성적인 요구를 거절하여야만 할지도 모르겠다. 그녀는 남편을 도와주려 했고 자기가 할 수 있는 일을 하였으나, 남편 스스로 해야 할 일을 대신해 줄 수는 없다. 만일 그녀가 남편을 기분 좋게 만드는 것이 아니라 그의 기분이 좋아지도록 도울 수 있는 모든 일을 하기로 목표를 세운다면, 병현의 반응에 의해서가 아니라 자기 자신이 한 일에 의해서 자신의 노력을 평가할 때 자신을 실패가 아닌 성공으로 받아들일 수 있다.

소현의 사례

상황

소현은 대학의 신입생이다. 오늘로써 입학한 지 만 4주가 지났다(그녀는 기숙사 복도를 걸어갈 때 '지겹구나, 영원히 여기 있었던 것 같다.' 라고 생각한다.). '인생에 있어서 가장 훌륭한 4년'을 보내기 위한 장소에 그녀가 도착한 이래로 그녀가 존재하는 의의는 학업에 있었다. 중간고사가 곧 다가온다. 사흘 동안 네 과목을 보아야 한다. 그리고 그녀는 자신이 어떻게 해낼 것인지를 진정으로 염려하기 시작하였다. 대학에서의 학업량은 생각했던 것보다 더 많았다. 고등학교에서 그녀는 최우수 학생 중의 한 명이었다. 그녀는 자신이 계속 잘해야만 한다고 느꼈으며, 이제는 과정이 훨씬 더 어렵기 때문에 항상 공부를 해야만 한다고 느낀다.

그녀의 방 친구는 그녀를 이해하지 못한다. 소현은 아침 5시에 일어나서 밤 12시까지 잠자리에 들지 않는다. 그것 자체는 그리 나쁠 것이 없으나, 먹거나 자는 시간을 빼고는 항상 코앞에 책을 두고 있다. 소현은 자신이 공부를 많이 하고 있음을 알고, 또한 다른 학생들이 고등학교에서 했듯이 대학에서도 잘하지는 못할 수 있다는 사실을 알지만, 자기는 예외이며 이전의 수준에 도달해야만 한다고 느낀다.

소현은 자신의 학업에 대한 접근법에 관해 염려를 한다. 자신이 공부를 많이 하고 있음은 알지만 스스로 의문을 품는다. '나는 노트를 제대로 정리했나? 숙제를 하는 데 충분한 시간을 보내는가? 중간고사를 잘 치를 만큼 열심히 공부를 안 하고 있을지도 모른다.' 그녀는 자신에게 어떤 기대가 주어지고 있는지를 알 수 없으며, 교수에게 접근하여 물어보기도 두렵다. 교수들은 냉담해 보이며, 자신의 질문에 얼마나 친절히 대답해 줄지 알 수가 없었다.

소현은 학생으로서의 자신의 능력에 의심을 품게 되었다. 그녀는 어떤 것도 준비되지 못한 것처럼 느꼈고, 다른 사람들은 모두 자기보다 더 많이 알고 있는 것처럼 생각되었다. 예컨대, 그녀의 방 친구는 전혀 공부를 하지 않는 것처럼 보였다. 그 친구는 합창부원이었고 배구를 한다. 소현은 그 친구가 틀림없이 공부를 안 해도 좋을 만큼 멋지다고 가정할 뿐이다.

공부에 대한 염려 이외에도 소현은 그녀의 생에서 가장 중요한 세 사람을 몹시 그리워하고 있다. 부모님과 남자친구다. 그녀는 부모님이 고집하는 바람에 집에서 가까운 대학에 가는 대신에 이 학교로 왔다. 이제 그녀는 자신이 옳은 선택을 했는지 의문을 가지기 시작했다. 그녀의 남자친구인 근호는 다른 도시에 있는 학교에 다니고 있다. 그녀는 근호를 많이 그리워하고 있으며 매주 만나고 싶어 한다. 그는 항상 그녀에게 오라고 하지만(때로는 자기가 와도 좋으냐고 묻지만), 그러면서도 동시에 우수한 성적을 위해 열심히 공부해야 할 것을 상기시킨다. 소현은 공부와 근호 사이에서 괴로움을 겪고 있다. 그러나 그들이 함께 보낸 한 주말은 최악이었다. 소현은 그를 만나기 위해 여러 시간 버스를 타고 가야 했으며, 근호와 함께 있는 동안 공부에 대한 염려 때문에 좋은 시간을 갖지 못했다. 그녀는 때때로 '왜 인생이 좀 더 수월하지 못할까? 이런 게 정말 가치 있는 일인가?'라고 의심한다.

방법의 적용

 소현의 상황이 아주 드문 예는 아니다. 그녀가 자기의 항목표를 완성했을 때, 다른 많은 신입생처럼 자신의 스트레스가 학업에 대한 염려와 부모 및 남자친구와 떨어져 있는 데서 오는 외로움에 집중되어 있음을 알았다. 소현은 스트레스를 생활의 일부로 인정함으로써 이를 다루어 갈 준비를 할 수 있다. 신입생 시절, 특히 처음의 몇 달 동안은 비일상적인 변화와 압력의 시기다. 모든 학생들에게 이 시기는 어려움의 시절이 된다. 그녀가 일단 자신의 경험이 자기만의 것이 아니라는 것을 알면, 그녀는 왜 인생이 그렇게 어려운가를 더 이상 의심하지 않고 문제해결적 접근을 받아들일 수 있다. 또한 자신에 대하여 많은 것을 배울 수 있고, 앞으로 성장할 수 있음을 알고, 성장을 위해 이 스트레스를 사용할 수 있다.

 소현이 문제해결적 접근을 택함에 따라 그녀는 '이 상황을 다루어가기 위하여 나는 무엇을 할 수 있겠는가?'라고 자문하게 되었다. 그녀가 할 수 있는 최초의 일은 지지를 구하는 것이다. 새로운 친구를 만들 모든 기회를 활용하며, 그들과 이야기를 나눌 뿐만 아니라, 다른 사람과 경험을 공유한다. 대학에는 신입생을 위한 상담자로서의 고학년생이나 상담실, 학생처 등이 있을 것이고, 이 모든 자원을 활용하고, 조언이나 상담을 할 수 있을 것이다. 그뿐 아니라 새로 친구를 사귀고 다른 학생들과 대화를 함으로써 외로움을 줄여 갈 수 있을 것이다. 그녀는 다른 사람과 적극적으로 어울림으로써 사랑받고 싶은 소망을 충족시킬 수 있다.

자신의 우려에 대하여 무엇인가 특별한 일을 하고 정보를 추구하여 소현은 자신의 인생에 대한 통제력을 발달시킬 수 있다. 그렇게 생각해 보면, 부모님이 이 대학에 가도록 고집하기는 했지만, 자기가 그들의 충고를 받아들였으며, 따라서 자신의 통제를 넘어서 강제로 희생된 것이 아니라는 점을 깨달을 것이다. 따라서 그녀는 책임 있는 태도를 취하며, 자신의 염려에도 불구하고 대학에 남아 있기로 선택하였음을 매일 상기한다(선택과 결정하기).

이 시점에서 소현은 활동을 취할 준비가 된 것이다. 그녀는 자기가 할 수 있는 한 시행될 시험의 유형, 성적 체계의 성질, 교수의 기대 및 다른 정보들을 알아봄으로써 불확실성을 감소시킬 수 있다. 그러나 몇 가지 의문은 해답되지 않은 채로 남을 것이며, 불확실성을 견디는 것을 배워야만 한다는 것을 알아야 한다.

이 시점에서 또한 자신의 일을 다루어 가기 위해 유능성을 개발해야 한다. 노트 정리하는 방법, 효과적인 공부, 더 빨리 읽기, 도서관 사용법, 보고서 쓰는 법 등을 배워야 한다. 교수와 말하는 것이 중요한 문제임이 밝혀지면 주장적이 되기를 배워야만 한다. 이러한 능력을 개발시켜 감에 따라 소현은 자신을 돕는 자원을 활용할 수 있다.

소현은 너무 열심히 일하고 너무 많은 염려를 하므로 곧 학습의 효율성이 떨어지게 될 것이다. 그녀는 자신을 돌볼 필요가 있고 당분간 모든 것에서 떠날 필요가 있다. 적절한 섭식과 수면에 대한 관심이 그녀가 알고 있는 것보다 더 중요할 수도 있다(신체적 건강에 주의). 규칙적인 운동과 때때로 환경을 변화시키면서 놀이와 이완을 하는 것도 도움이 될 것이다. 그녀의 관심이 대부분 자신에게만 맞추어져 있으므로, 외부의 관심사를 생각해 볼 수도 있다. 때때로 지역사회 기관에 자원봉사를 하거나 교내 조직에 참여할 수도 있을 것이다.

　소현은 또한 자기 스스로 유발한 요구를 감소시킬 필요가 있는지 알아보아야 한다. 그녀의 묵언의 규칙인 '나는 언제나 우수한 학생이어야 한다.'는 '나는 최선을 다할 것이고 내 성적이 어떻게 되든지 간에 받아들일 것이다.'로 바뀔 수 있다. 자신의 일이 과중하게 보일 때마다, 또 자신이 그것을 완성할 수 없을 것으로 느껴질 때마다 일을 다루어 갈 수 있는 작은 단위로 나누어 활동을 덜 복잡하게 만들 수 있다. 그리고 난 후 단기적 목표를 세우고 한 번에 한 가지씩 과제를 끝냄으로써 끝내지 못한 일을 끝낼 수 있다. 그녀의 남자친구는 자기를 정규적으로 방문하도록 종용하면서, 또 우수한 학점을 얻도록 충분히 공부하라고 하여 그녀를 기로에 몰아넣는다. 그녀는 그와 함께 보내는 시간이 많으면 자연히 공부할 시간은 적다는 점을 지적하여 이 비합리적인 요구를 거절할 수 있다.

　때때로 소현은 '이것이 그럴 가치가 있는가?'라고 의문한다. 이러한 의문은 소현에게 자신의 가치를 분명히 할 기회를 제공한다. 이 중요 과제가 쉽게 달성될 수는 없지만 이제는 자신의 인생에서 그녀가 원하는 바가 무엇이며 그녀의 계획에서 교육의 위치가 무엇인지를 생각해 보아야 한다.

위의 사례들을 통해, 당신은 여기에서 논의되지 않았던 방법을 생각했을지 모르겠다. 또는 여기에 제시된 방법 중 몇 가지는 그 상황에 알맞지 않은 것으로 보일지도 모르겠다. 그것은 당신이 결정할 일이다. 한 개체로서 당신은 자신에게 매력적인 스트레스 통제 방법을 활용할 수 있고, 자신의 상황에 합당하다고 생각되는 것을 사용할 수 있다.
　경험에 의하면, 스스로 활동 계획을 세우고, 주의 깊게 선택된 이 방법들을 적용하면, 당신이 경험하는 스트레스를 꽤 많이 줄일 수 있다.

찾아보기

인 명

정도언 22
홍강의 22

Joseph Wolp 81
Viktor Frankl 178

내 용

Murphy의 법칙 51

가치 선택 24, 168
가치의 명료화 181
가치의 중요성 177
갈등 167
갈등 유형 169

갈등 해소 167
갈등을 일으키는 조건 24
갈등의 본질적인 특성 170
갑작스런 유아사망 증후군 230
개인 내적 갈등 23
개인적 상실 255
개정된 규칙 114

거래작용 18
거부 267
결정 32, 168, 192, 220, 243, 246
경고반응 14
경고반응 단계 15
경쟁적인 요구 24
공동구매 프로그램 271
과로 78
관리자 214
교류분석 156
규칙 103, 108
규칙적인 운동 96
규칙적인 활동 86
끝내지 못한 일 241

놀이 94

단기목표 245
대처 전략 27
도전의 결핍 159
도전적인 상황 66
돌발성 135

명상 82
모호성을 견디는 것 129
모호함 228
묵언의 규칙 104, 119

문제 중심의 대처 28, 29
문제 중심적 대처 61
문제해결적인 접근법 62

방어기제 27
변화 253
변화를 최소화 254
보상이 되는 경험 93
보편성 272
복잡한 과제 194
분노 119, 242
불안 107
불확실성 127
불확실성을 감소시키기 229
불확실성의 세 요소 228
비공식적 의식 271
비난 217
비주장성 147
비축시간 246
비탄 242
비합리적인 요구 196
빈 의자 41
빈 의자 기법 247

사회 재적응 평정 척도 21
사회적 지지 263
산책 92

상담 268
상반되는 요구 197
생리적 반응 13
생소함 228
생의 의미 178
생활 변화 20
생활 변화의 단위 17
생활사건 접근법 17
선택 220
선택 결정 170
섭식 76
성급한 종결 128
성장의 기회 67
소망 39, 155, 158
소망 충족 160
소진 14
수면 전 암시 121
수용의 개념 56
수용하는 태도 53
스트레스 반응 16
스트레스 정서 216
스트레스 통제 방법 229
스트레스 항목표 37
스트레스 해소방안 117
스트레스를 나누는 것 265
스트레스를 증가시키는 방법 52
스트레스의 개념 11

스트레스의 근원 20
스트레스의 두 가지 요소 18
스트레스의 외적 요인 189
스트레스의 일반적 규칙 213
스트레스의 정의 13
승산이 없는 상황 198
신체건강 86
신체적 조건 75, 76
실무율적 사고 110
실수를 피하려는 욕망 171
심호흡 80

아기침대 사망 231
압력 189
어루만지기 156
여성단체 270
역할 모호성 234
역할놀이 40
연습 32
완벽주의자 199
외적 요구 109
외적 요구에 대한 반응 190
외적인 흥미 94
요가 82, 97
요구 109
요구 예정표 195
욕구 155

찾아보기 299

우선순위 77, 179, 191
운동 프로그램 98
웃음 94
원형 214
위기 65
유능성 141
음주습관 76
의외성 135
이사 229
이완 81
이중 메시지 234
이중 접근-회피 갈등 26
익명의 음주가 모임 266
인간관계 233
인식 111
인터넷을 활용 270
일반적 적응 증후군 14, 16
일상생활의 문젯거리 17, 22

자각 연습 42, 84
자극으로서 스트레스 17
자기부과적 요구 199, 202
자기수용 57, 157
자기암시법 82
자신의 가치 180
자원 활용 269
자원의 활용 149

자율이완훈련법 82
자조집단 266
저항 14
저항 단계 15
적절한 휴식 79
전반적 반응 14
접근-접근 갈등 25
접근-회피 갈등 26
정보 219, 228
정보 추구 231
정서 중심의 대처 28, 29
정서 중심적 대처 61
조건부 가치 55
조언 268
종결 249
종결되지 않은 인간관계 243
주장성 144, 221
주장성 훈련 집단 149
주장성의 부족 146
중요한 생활 변화 23

책임 215
책임 있는 태도 217
최소화 31
최우선순위 172
취침의례 256

통제 213
통제감 62
통제하기 229
투쟁대상 203
투쟁의 대상 202
특별한 일 217

편지 248

함께 나누기 266
항목표 143, 190
항목표 작성 38

해결책 216
현재 자각 83
화를 예상하기 135
환경 변화 93
환경적 자극 13
활동 계획 33
활동을 제외 193
회피-회피 갈등 25
효과적인 대처를 위한 지침 31
휴가 91
희망과 선호 109

편자 소개

김정희(金貞姬)

고려대학교 문과대학 심리학과(학사)
고려대학교 대학원 심리학과(석사)
서울대학교 대학원 심리학과(상담심리학 박사)
한국행동과학연구소 연구원(1971~1975)
고려대학교 학생상담실 카운슬러(1975~1979)
전북대학교 심리학과 교수(1981~2008)
현 전북대학교 심리학과 명예교수
　　아봐타 마스터

〈주요 저·역서 및 논문〉
스트레스에 대처하는 방법(역, 성원사, 1998)
현대상담·심리치료의 이론과 실제(공저, 중앙적성출판사, 2000)
집단상담의 원리와 실제(공저, 법문사, 2003)
심리학의 이해(3판, 공저, 학지사, 2005)
심리치료 사례연구(역, 학지사, 2006)
현대 심리치료(공역, 박학사, 2007)
고귀한 인류를 사랑하라(역, 의식문화사)
생활과 심리학(공역, 시그마프레스, 2009)
지각된 스트레스, 인지세트 및 대처방식의 우울에 대한 작용(박사학위 논문)

스트레스 다스리기

2010년 2월 19일 1판 1쇄 인쇄
2010년 2월 26일 1판 1쇄 발행

편 자 • 김정희
펴낸이 • 김진환
펴낸곳 • ㈜ 학지사
　　　　121-837 서울특별시 마포구 서교동 352-29 마인드월드빌딩 5층
대표전화 • 02) 330-5114 팩스 • 02) 324-2345
등록번호 • 제313-2006-000265호

홈페이지 • http://www.hakjisa.co.kr
커뮤니티 • http://cafe.naver.com/hakjisa

ISBN 978-89-6330-262-1 03180

정가 12,000원

편자와의 협약으로 인지는 생략합니다.
파본은 구입처에서 바꾸어 드립니다.

이 책을 무단 전재 또는 복제 행위 시 저작권법에 따라 처벌을 받게 됩니다.

인터넷 학술논문 원문 서비스 **뉴논문** www.newnonmun.com